Afstudeerdifferentiatie 412
Klinische zorg

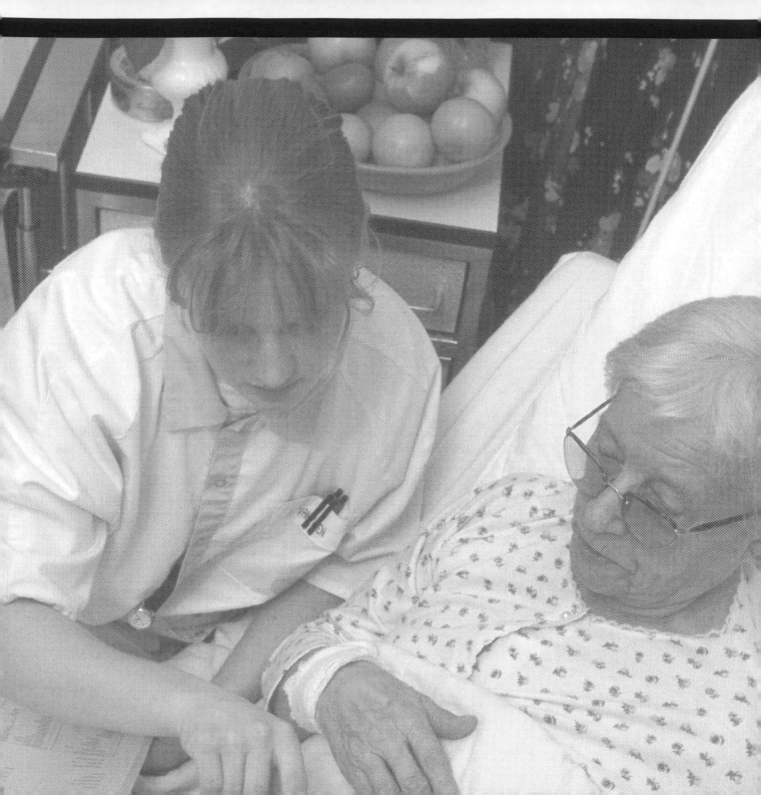

# Afstudeerdifferentiatie 412 Klinische zorg

Hanny van der Sluis
en Jan H.J. de Jong

Met medewerking van:
Cristel Hekkert en Richard Heerdink
Riki Brinkerink en Alida Boeschen Hospers
Coby Veenstra en Arianne Burgers
Nettie Kemp en Miranda Lekkerkerk
Anja Binnenmars

Bohn Stafleu Van Loghum
Houten/Diegem 2000

ISBN 90 313 2816 2
NUGI 750
D/2000/3407/061

Omslagontwerp en vormgeving: Twin Design, Culemborg
Foto's: Hans Oostrum, Den Haag

Eerste druk, 2000

Bohn Stafleu Van Loghum
Het Spoor 2
3994 AK Houten

Kouterveld 2
1831 Diegem

www.bsl.nl

# WOORD VOORAF

Deze uitgave is bedoeld voor deelnemers aan de opleiding tot verpleegkundigen niveau 4 die de hoofdfase van de opleiding hebben afgesloten en zich gaan bezighouden met de differentiatiefase.

Het doel van deze uitgave is dat de deelnemer op zelfstandige wijze de differentiatiefase kan voorbereiden, doorlopen en afsluiten, waarbij de eindtermen van de gekozen differentiatie worden behaald en de fase wordt afgesloten met een door de deelnemer uitgediept onderwerp dat toepasbaar is in verschillende werksituaties. De deelnemer kan de vereiste competenties aanleren en zich als beginnend beroepsbeoefenaar op de arbeidsmarkt presenteren.

## Indeling

In hoofdstuk 1 wordt de voorbereiding op de differentiatie belicht. Deze voorbereiding is voor alle deelnemers bestemd. In dit hoofdstuk worden deelnemers zich bewust van de motieven en de mogelijke eisen die het werkveld stelt aan de deelnemers.

In hoofdstuk 2 leert de deelnemer met behulp van voorbeelden een eigen opfrisschema samen te stellen waarmee hij/zij de leerstof die nodig is voor de differentiatie weer op een rijtje kan zetten en kan gebruiken als basis voor de verdieping. Tevens staat in dit hoofdstuk een uitgebreide lijst van informatiebronnen.

In hoofdstuk 3 zijn voor elke afstudeerdifferentiatie casussen opgenomen die dienen als basis om te verdiepen en als leidraad voor het afstudeerproces en -product.

Aangezien er rondom de afstudeerdifferentiaties van niveau 4 nog veel vraagtekens bestaan, wil dit katern een hulpmiddel zijn waarin meerdere mogelijkheden voor binnen- en buitenschoolse verdieping worden aangegeven.

De vier katernen voor de verschillende differentiaties zijn wat betreft hoofdstuk 1 gelijk, de hoofdstukken 2 en 3 zijn specifiek voor de desbetreffende differentiatie.

## Eindtermen

In de casussen in dit katern komen de eindtermen van de deelkwalificatie 412 meerdere malen op verschillende wijze aan bod. De taxonomie bij de eindtermen maakt duidelijk dat de Beroepspraktijkvorming (BPV) een belangrijke rol speelt in de differentiatie. Gedurende de BPV toont de deelnemer dat hij/zij in staat is als verpleegkundige klinische zorg te verlenen (412-03). Aan de subeindtermen is in de casussen aandacht besteed door middel van taken.

Het kunnen toepassen van preventie en GVO bij zorgvragers die klinische zorg behoeven (412-04) wordt in de BPV getoond. In de casussen zijn toepassingstaken opgenomen om aan deze eindterm te werken. Ook het kunnen coördineren van de zorg ten behoeve van zorgvragers die klinische zorg behoeven (412-05) wordt in de BPV getoond. De subeindtermen zijn vertaald in taken bij de casussen.

Het bevorderen van kwaliteitszorg en deskundigheidsbevordering ten aanzien van klinische zorg (412-06) wordt geleerd met behulp van de projecttaken.

## Klinische zorg

Er bestaat op dit moment nog geen eenduidige opvatting omtrent het begrip 'klinische zorg'. De onduidelijkheid wordt mede veroorzaakt door de relatie die gelegd wordt met de specifieke eindterm 406: Verplegen van zorgvragers voor en na chirurgische ingreep, onderzoek of behandeling. In dit katern hebben wij het begrip 'klinische zorg' beperkt tot de zorg die verleend wordt in algemene ziekenhuizen.

## Handleiding voor docenten, praktijk- en werkbegeleiders

Dit katern is geschreven voor deelnemers die in de laatste fase van de opleiding tot verpleegkundige zijn gekomen. Het heeft tot doel de deelnemer te stimuleren zich te verdiepen in een differentiatie. Naast ondersteunend theorie- en vaardigheidsonderwijs kan de deelnemer op zelfstandige wijze met dit katern aan het werk.

Dit katern kan gebruikt worden door BOL- en BBL-deelnemers. Om die reden zijn er bij de taken waarbij producten moeten worden geleverd geen criteria geformuleerd waaraan deze producten moeten voldoen. Het is van belang dat docenten en praktijk- en werkbegeleiders criteria vastleggen zodat voor deelnemers duidelijk wordt of zij met het geleverde product voldoen aan de eisen van de school en het werkveld.

# REDACTIONELE VERANTWOORDING

De redactie heeft gemeend de katernen op een manier vorm en inhoud te geven, welke zich leent voor een gebruik van het katern tijdens de studie en de werk- of stageperiode. Dat betekent beperkt qua omvang en met opdrachten die zowel in de praktijk als op school kunnen worden uitgewerkt.

De schrijfruimten die op een aantal plaatsen zijn ingeruimd zijn duidelijk ten behoeve van de 'noodzakelijke geheugensteuntjes' en 'om alles bij elkaar te houden'. Ze zijn klein gehouden omdat ze dienst doen voor kleine aantekeningen. Is er meer ruimte nodig dan is er een model voor de indeling van de eigen schrijfpagina's.

De student kan met het katern de bibliotheek in, interviews afnemen, naast dossiers leggen en kan in het katern aantekeningen maken die men later in de eindscriptie of andere eindproducten alleen nog maar hoeft te ordenen.

De ervaring leert dat dit tevens de methodische aanpak ondersteunt en stimuleert.

Bij die opdrachten die duidelijk om een uitgebreide uitwerking vragen, wordt van de student verwacht dat hij veel meer schrijfruimte nodig heeft. Deze grotere schrijfruimte opnemen zou tot extra kosten leiden en wellicht toch niet gebruikt worden vanwege de doorgaans digitale verwerking van verpleegplannen en rapportages.

Daarbij komt dat elke student een ander traject, onderwerp en aanpak heeft welke resulteert in verschillen in benodigde schrijfruimten.

We danken de co-auteurs voor hun bijdragen in de vorm van de opgenomen casuïstieken.

Hoofdredactie BGO-reeks
*drs. J.H.J. de Jong*
*drs. J.A.M. Kerstens*

# INHOUD

HOOFDSTUK

# Inleiding 1

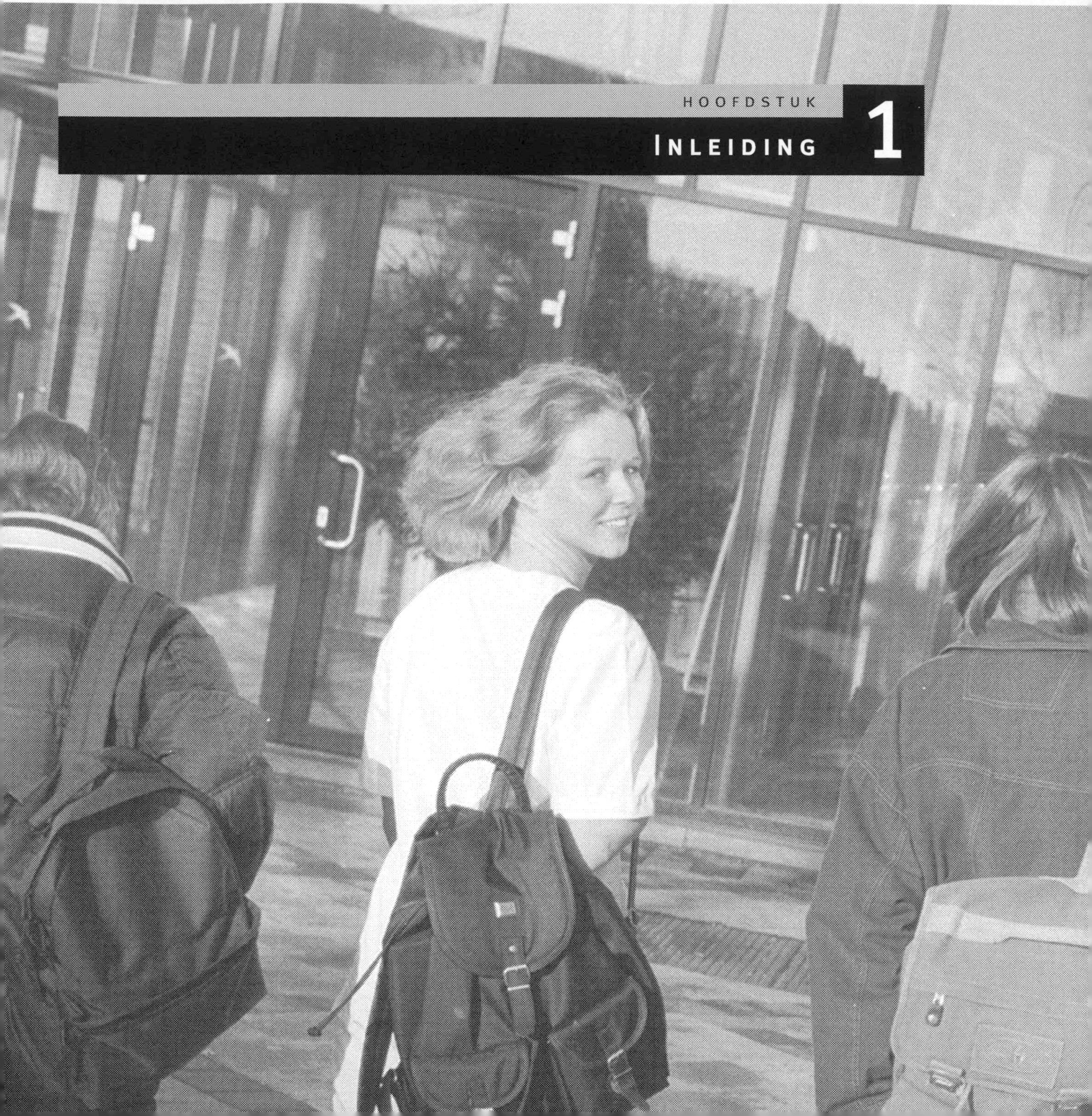

Met de invoering (augustus 1997) van het samenhangend stelsel voor opleidingen in de verpleging en verzorging is een aantal niet geringe veranderingen van kracht geworden. In het kort heeft de invoering van het samenhangend stelsel geleid tot een document waarin eindtermen geformuleerd zijn in termen van beroepsvaardigheden, een brede kwalificatie en een heldere structuur van doorstroming.
Het effect van de invoering beoogt een breder inzetbare verzorgende of verpleegkundige die de te verwachten tekorten in de zorg beter moet kunnen invullen.

Jij bent begonnen aan de laatste fase van je opleiding tot verpleegkundige niveau 4, de differentiatiefase. Welke differentiatie je ook kiest, je zult altijd voorafgaand aan de keuze verschillende aspecten op een rijtje willen zetten. Je hebt je waarschijnlijk al afgevraagd tot welke categorie van zorgvragers jij je het meest aangetrokken voelt, waar de werkgelegenheid groot genoeg is, hoeveel kans je maakt om op de werkplek van je keuze terecht te komen en wat je daarvoor moet doen. Kortom, je gaat je voorbereiden op de differentiatiefase.

## 1.1 AFSTUDEREN

Afstuderen betekent dat je studie tot een einde komt. Je hebt zowel de generieke als de specifieke eindtermen behaald. Je bent bezig met de toekomst en mogelijk heb je overwogen om een vervolgstudie te doen of wil je gewoon aan het werk als gediplomeerd verpleegkundige. De opleiding tot verpleegkundige niveau 4 kent vier afstudeerdifferentiaties:
- 412 Klinische zorg
- 413 Kraam-, kind- en jeugdzorg
- 414 Psychiatrie en verstandelijk-gehandicaptenzorg
- 415 Chronisch zieken.

Deze differentiaties zijn, afhankelijk van de leerplaatsprofielen, in verschillende situaties te volgen.

Differentiaties bieden een goede mogelijkheid om je te verdiepen in iets waar je interesse sterk naar uitgaat en het bevordert de aansluiting tussen het onderwijs en de beroepsuitoefening in de verschillende werkvelden. De keuze voor differentiatie houdt niet in dat je ook daar gaat werken; je bent en blijft breed opgeleid en daardoor breed inzetbaar.

In dit katern zullen binnen- en buitenschoolse taken leiden

tot een afronding van de eindtermen van de differentiatie. Hiervoor is een onderwijsvorm gekozen die veel zelfstandigheid van de deelnemer verwacht. Dat wil zeggen dat we ervan uitgaan dat je gedurende de opleiding hebt geleerd om zelfstandig te werken en te leren.
Voor een optimaal effect wordt gebruikgemaakt van een stappenmodel dat ook in het probleemgestuurd onderwijs (PGO) wordt gebruikt.

### Zeven- of negensprongmodel

Dit katern is zodanig opgezet dat zowel het zeven- als het negensprongmodel kan worden toegepast. Mogelijk ken je een of beide modellen al vanuit je opleiding, maar hieronder zie je in het kort de stappen die altijd genomen worden.

**Negensprongmodel**
1 Noteer en verduidelijk onduidelijke begrippen en termen.
2 Omschrijf de kern van het probleem of de deelproblemen.
3 Bekijk het probleem vanuit verschillende invalshoeken (brainstorm over het probleem).
4 Orden de verklaringen en oplossingen uit stap 3.

5  Formuleer de leerdoelen op basis van stap 4.
6  Maak een plan van aanpak/activiteitenplan.
7  Voer het plan van aanpak uit.
8  Rapporteer de verkregen informatie uit stap 7.
9  Evalueer en/of beoordeel:
   a  de verkregen informatie;
   b  het eigen leerproces.

Zevensprongmodel
1  Verhelder onduidelijkheden in de taakomschrijvingen.
2  Definieer de probleemstelling(en).
3  Analyseer het probleem (brainstorm).
4  Inventariseer op systematische wijze de verschillende verklaringen die uit stap 3 naar voren zijn gekomen.
5  Formuleer de leerdoelen.
6  Zoek aanvullende informatie buiten de groep.
7  Rapporteer het geleerde.

## Taken

Je zult door middel van verschillende taken komen tot de uitwerking van een aantal onderdelen die te maken hebben met afstuderen. In dit katern kom je de volgende taken tegen: studietaken, toepassingstaken, discussietaken, probleemtaken, strategietaken en projecttaken.

### Studietaak
Je maakt je op een zelfstandige manier de leerstof eigen. In de taak wordt concreet aangegeven welke kennis opnieuw geactiveerd moet worden.

### Toepassingstaak
Bij deze taak wordt er van je verwacht dat je de eerder verworven kennis aan de hand van gerichte opdrachten gaat toepassen. Verworven kennis moet geïntegreerd worden toegepast in een andere context.

### Discussietaak
Aan de hand van een discussietaak kom je tot inzicht in de verschillende standpunten en visies op de zaak. Het is niet de bedoeling tot een oplossing te komen, maar om kritisch te leren reflecteren over normen en waarden van het beroep, de maatschappij of je persoonlijke normen en waarden.

### Probleemtaak
In probleemtaken ga je op zoek naar achterliggende structuren en mechanismen van het probleem en probeer je het probleem te verklaren en te begrijpen. Een probleemtaak bestaat altijd uit een neutrale beschrijving van een aantal verschijnselen of gebeurtenissen die een relatie met elkaar hebben.

### Strategietaak
Deze taak is bedoeld om op basis van kennis en begrip van achterliggende processen en situaties rationele beslissingen te nemen over het dienstverlenend denken en handelen. Bij de strategietaak word je in een bepaalde rol geplaatst en er wordt je gevraagd hoe je zou handelen.

### Projecttaak
De projecttaak zal vaak een lange looptijd hebben en vaak het sluitstuk van de opdracht vormen. Het gaat meestal om een meervoudige taak met het accent op de toepassing.
De projecttaak zal gedurende de gehele differentiatiefase spelen. Deze taak leidt tot het eindproduct.

Deze taken worden altijd gebruikt bij de casussen over verschillende categorieën zorgvragers.

## 1.2   VOORBEREIDING OP AFSTUDEREN

### Situatieschets 1a: Pauline
Pauline is 19 jaar en heeft tot nu toe met goed gevolg de BOL-opleiding tot verpleegkundige niveau 4 doorlopen. Over twee maanden start ze met de differentiatiefase. Pauline denkt na over de keuze die ze moet maken. In volgorde van voorkeur moet ze op school drie mogelijkheden aangeven. Haar laatste stage bij een psychiatrische instelling heeft haar veel goede ervaringen opgeleverd, maar ook stof tot nadenken. Pauline denkt veel na over de problematiek waarmee ze geconfronteerd is tijdens de stage en de beperkte levenser-

varing die ze heeft. Niet alleen zorgvragers geven aan dat ze erg jong is, dat heeft ze zelf ook ervaren. Nu het laatste deel van de opleiding naderbij komt, denkt ze meer na over de mogelijkheden om eerst niveau 5 te gaan doen en daarna pas te gaan werken. Ze is dan wat ouder en heeft het idee dat dit voor zorgvragers in het algemeen prettiger is. Ze weet echt niet welke voorkeuren en welke volgorde ze moet inleveren ten aanzien van de differentiaties.

### Situatieschets 1b: Marianne

Marianne is 19 jaar en heeft tot nu toe de BBL-opleiding tot verpleegkundige niveau 4 doorlopen. Ze houdt ervan om de handen uit de mouwen te steken en ze heeft dan ook goede praktijkbeoordelingen gehad. Toen ze aan de opleiding begon, heeft ze gekozen voor het algemeen ziekenhuis en van die keuze heeft ze absoluut geen spijt. Dat weet ze heel zeker omdat ze nu bezig is met haar externe stage in een instelling voor meervoudig gehandicapte zorgvragers. Marianne mist haar eigen instelling en ervaart het werk als erg zwaar en heel anders dan ze gewend is. Voor Marianne is duidelijk geworden dat haar differentiatiekeuze beperkt zal zijn. Haar voorkeur voor kraam-, kind- en jeugdzorg kan niet worden uitgevoerd omdat er op die werkplek maar één vacature is en die wordt opgevuld door Mariannes groepsgenote die daar al eerder een praktijkleerperiode heeft doorlopen. Ze weet dat ze moet kiezen tussen klinische zorg of chronisch zieken.

Voorbereiding op het afstuderen beslaat meerdere aspecten. We onderscheiden hier:
– motivatie om te kiezen voor een differentiatie;
– de verwachtingen van de werkplek;
– het eindresultaat van de opleiding;
– het onderwerp waarin je je wilt verdiepen.

De redenen om te kiezen voor een bepaalde differentiatie en de mogelijkheden om ook daadwerkelijk op die werkplek terecht te komen kunnen verschillend zijn. De verschillen kunnen ook bepaald zijn door de leerweg die je hebt gekozen. Voor BBL-deelnemers zal de differentiatie afhankelijk

zijn van de werkplek waarmee een dienstverband is afgesloten en de vacatures bij die instelling of organisatie. Voor BOL-deelnemers is de vrijheid van keuze afhankelijk van de beschikbare werkplekken en de mogelijkheden die daar zijn om een stagiaire voor langere tijd een leerplaats te bieden. BOL-deelnemers zullen waarschijnlijk meer dan een voorkeur moeten aangeven en afhankelijk van de eisen die werkplekken stellen, actie moeten ondernemen om de leerplaats daadwerkelijk te kunnen bezetten.

### Studietaak
- Bestudeer in het eindtermendocument 'Gekwalificeerd voor de toekomst' wat differentiëren inhoudt, welke differentiatiemogelijkheden er zijn en welke eindtermen daarbij horen.
- Bestudeer vanuit de menswetenschappelijke literatuur wat wordt verstaan onder motivatie en welke factoren van invloed zijn op de motivatie en het keuzegedrag van mensen.
- Geef voor de situatieschetsen van Pauline en Marianne een korte beschrijving van de persoonlijke motieven en de omgevingsfactoren die hierop van invloed zijn.
- Schrijf voor jezelf op welke motivatie voor jou een rol speelt bij de keuze van de differentiatie. Hoe wordt die keuze beïnvloed door omgevingsfactoren en door welke omgevingsfactoren? Welke omgevingsfactoren hebben een positieve en welke een negatieve invloed op je keuze?

De redenen en motieven uit mijn omgeving zijn:

- 
- 
- 
- 

### Discussietaak
- Stel in een kleine groep de individuele motieven en de invloeden daarop aan de orde en bespreek met elkaar wat dat betekent voor de differentiatiekeuze.

Resultaten discussie:

## Situatieschets 2a

Pauline heeft na veel wikken en wegen als eerste keus voor de differentiatie de psychiatrie opgegeven. Haar tweede keus is chronisch zieken en als laatste keus heeft ze klinische zorg opgegeven. Ze heeft besloten om na afronding van deze opleiding door te stromen naar niveau 5. Ze heeft inmiddels al enkele hbo's aangeschreven en verwacht binnenkort de eerste informatie hierover te krijgen. Van de docent heeft Paulien te horen gekregen dat de werkplek een sollicitatiebrief van haar verwacht. Er zijn twee stageplaatsen beschikbaar en vier deelnemers willen daar graag de differentiatie doen. Bovendien heeft de werkplek een speciaal project dat door beide stagiaires samen moet worden uitgevoerd. Omdat de stage ongeveer vijf maanden zal duren, wil men dat de stagaires in het team passen en kunnen samenwerken.

## Toepassingstaak

• Pauline heeft al enkele malen zitten zwoegen op de sollicitatiebrief. Ze is niet tevreden met het resultaat tot nu toe. Voorafgaand aan het schrijven heeft ze wat punten voor zichzelf op papier gezet. Wat wil ik schrijven en hoe uitgebreid moet een dergelijke brief zijn. Pauline vraagt zich ook af of ze de brief samen met haar groepsgenoten kan schrijven. Ze heeft in de bibliotheek het boek *Succesvol solliciteren* geleend en is dat nu aan het lezen. De brief moet binnen een week de deur uit zijn, dus er moeten resultaten komen.
Schrijf met behulp van het boek *Succesvol solliciteren* een sollicitatiebrief voor Pauline.

## Situatieschets 2b

Marianne heeft van de praktijkbegeleider bericht gekregen over haar plaatsing voor de differentiatiefase. Ze gaat werken op de afdeling oncologie. De mogelijkheid bestaat dat ze daar na haar diplomering zal blijven. Marianne kent de afdeling nog niet maar heeft inmiddels wel een afspraak voor een kennismaking met de werkplek en de praktijkbegeleider gemaakt. Ze wil zich goed voorbereiden op deze afspraak want ze zou zich graag verdiepen in pijnbestrijding bij oncologische zorgvragers. Ze heeft via internet voor zichzelf een sollicitatieformulier ingevuld en was verbaasd over de vragen die daarin werden gesteld. Het lijkt haar een prettig hulpmiddel bij de voorbereiding op de kennismaking.

## Toepassingstaak

• Zoek op internet enkele sollicitatieformulieren en vul ze in.

## Toepassingstaak

• Marianne wil graag een goede eerste indruk maken en op de kennismaking een plan presenteren over de manier waarop zij zich in de differentiatie wil verdiepen in pijnbestrijding voor oncologische zorgvragers.
Maak een conceptplan dat Marianne kan gebruiken tijdens haar kennismaking. In het conceptplan moet duidelijk worden hoe Marianne het verdiepingsonderwerp pijnbestrijding bij oncologische zorgvragers kan toelichten en presenteren.

## Discussietaak

• Bekijk het sollicitatieformulier dat Marianne (en jijzelf) van internet heeft gehaald kritisch en bespreek in een kleine groep de meningen over de vragen die daar gesteld worden. Maak een kort verslag van de bevindingen.

### Situatieschets 3a

Pauline is uitgenodigd voor een gesprek naar aanleiding van haar sollicitatiebrief. Er is bij de uitnodiging aangegeven dat er op de werkplek gewerkt wordt aan een onderzoek naar de effecten van een nieuwe benaderingsmethodiek bij onrustige zorgvragers. Een gedeelte van het onderzoek heeft betrekking op het gebruik van medicijnen die zo nodig bij onrust mogen worden verstrekt. De opdracht voor Pauline en haar collega zal zijn het ontwikkelen van een instrument waarmee het al dan niet verstrekken van de medicijnen in samenhang met de benaderingsmethode eenvoudig kan worden geregistreerd. Pauline begrijpt nog niet helemaal wat er van haar verwacht wordt maar heeft zich voorgenomen goed beslagen ten ijs te komen. In elk geval moet ze een beschrijving van haar sterke en zwakke kanten kunnen geven en haar motivatie mondeling kunnen toelichten.

### Situatieschets 3b

Marianne is op de kennismakingsafspraak geweest. Het was erg jammer dat ze behalve de praktijkbegeleidster niemand heeft gesproken. Het was erg druk op de afdeling door ziekte onder het personeel. Ze heeft een rondleiding gekregen op de afdeling en daarmee kwam een einde aan haar goed voorbereide gesprek. Ze heeft haar plan achtergelaten bij de praktijkbegeleider maar er was geen gelegenheid om een en ander toe te lichten. Ze voelt zich daarbij achteraf niet prettig.

### Strategietaak

• Hoe zou jij in beide situaties (schets 3) handelen?

### Discussietaak

• Bespreek in de groep welke observaties uitgevoerd moeten worden tijdens het rollenspel van het sollicitatiegesprek van Pauline. Het doel van de observatie is Pauline te adviseren over hoe zij kan omgaan met haar sterke en zwakke kanten in het gesprek en welke houding zij nonverbaal toont. Maak een lijst van observatiepunten en verdeel deze in de observatiegroep.

• Voer een rollenspel uit waarin het sollicitatiegesprek van Pauline wordt gespeeld.
• Bespreek de observaties, formuleer een advies aan Pauline en gebruik dit om degene die Pauline speelt te adviseren over de wijze waarop zij zichzelf beter kan voorbereiden en presenteren.

### Rol van Pauline

Je hebt je voorbereid op het gesprek en dit uitgewerkt op de punten die naar voren moeten komen. Je hebt een analyse van je sterke en zwakke kanten gemaakt, je hebt de vragen die je hebt over het project op papier staan. Je motivatie toelichten is naar jouw idee je zwakste punt. Je had en hebt nog steeds twijfels over de keuze, vooral omdat je in de laatste BPV een tekort aan levenservaring hebt ondervonden. Je hebt ook duidelijke vraagtekens bij het personeelsbeleid van psychiatrische instellingen die jonge mensen aannemen die onvoldoende toegerust zijn voor de problematiek waarmee ze te maken krijgen.

### Rol werkbegeleider

Je doet mee aan het sollicitatiegesprek met Pauline. Pauline komt voor haar differentiatie bij jou op de werkplek. Het is aan jou om tijdens het gesprek te letten op de persoonlijkheid van Pauline en de vraag of zij in het team past en zou kunnen samenwerken met de andere stagiaire aan het speciale project. Jij moet hierover uitspraken doen.

### Rol leidinggevende van de werkplek

Met de werkbegeleider voer je een sollicitatiegesprek met Pauline. Zij wil haar differentiatiefase bij jou op de werkplek doorbrengen. Je hebt veel vertrouwen in de werkbegeleider want jouw kennis van het nieuwe opleidingenstelsel is beperkt. Je weet dat deze stagiaires aan een speciaal project zullen werken maar wat je daarvan mag verwachten is je niet helemaal duidelijk. De ervaring die jij hebt met stagiaires is beperkt tot het bieden van leerplaatsen aan leerlingen van de oude inservice-opleiding B en stagiaires van het hbo.

Belangrijke aandachtspunten voor mijn eigen sollicitaties:

## 1.3 AFSTUDEERPRODUCTEN

De AcOA (Adviescommissie Onderwijs-Arbeidsmarkt) verstaat onder een beroep:
"Een specifieke bundeling van bekwaamheden die herkenbaar is voor de arbeidsmarkt en daar een bepaalde waarde heeft. Het is een min of meer historisch groeiende entiteit, die als zodanig maatschappelijk wordt herkend en erkend. Om een beroep uit te oefenen heeft een individu een aantal competenties nodig om adequaat proces- en productgericht te kunnen handelen in relevante arbeidssituaties."

Competenties verwijzen (volgens de AcOA) naar samenhangende vaardigheden. Een competentie kan gedefinieerd worden als het vermogen van een individu om in situaties (arbeids- en beroepssituaties, maar ook leer- en opleidingssituaties of maatschappelijke situaties) op adequate wijze procesgericht en productgericht te handelen.
De AcOA definieert het begrip kerncompetenties als volgt:

"Kerncompetenties zijn die vermogens van een individu waarmee de kernopgaven van een beroep op een adequate, procesgerichte en productgerichte wijze kunnen worden aangepakt. Kerncompetenties zijn multidimensionaal, gestructureerd en onderling samenhangend."
(Uit de adviesbrief van de AcOA aan het Ministerie van OC&W, juni 1999.)

Op de werkplek wordt van afstuderenden verwacht dat zij voldoende competenties en vaardigheden hebben. Om duidelijk te krijgen wat er van beroepsbeoefenaren op de werkplek wordt verwacht kun je het beroepsprofiel als uitgangspunt nemen en bij de instelling of organisatie naar functieprofielen vragen en deze bestuderen.

Het beroepsprofiel onderscheidt:
– *Professiegebonden taken.*
   De taken die hieronder vallen hebben betrekking op het bevorderen van de eigen deskundigheid, het bevorderen van de kwaliteit van verpleegkundige zorg en het professionaliseren van de beroepsuitoefening.
– *Zorgvragergebonden taken.*
   Hieronder vallen taken rondom het vaststellen van de benodigde zorg, het plannen van zorg, het uitvoeren van zorg en het evalueren van de zorg.
– *Organisatiegebonden taken.*
   Hieronder verstaat men de taken die bijdragen aan het beleid van de organisatie-eenheid of de instelling, bijdragen aan het beheer van de organisatie-eenheid en samenwerken.

Om deze taken te kunnen uitvoeren moet je over een aantal competenties beschikken die in het beroepsprofiel staan.

Vertaling van competenties in de praktijk

Het Academisch Ziekenhuis Groningen onderscheidt bij competenties de volgende gebieden:
– *Gedragscriteria* waaronder de volgende items vallen:
   1 communicatie
   2 beïnvloedend gedrag
   3 beheren
   4 probleemoplossend gedrag

5   persoonsgebonden gedrag.
- *Stijl van werken* waaronder de volgende items vallen:
  1 patiëntgericht
  2 proces- en resultaatgericht
  3 actief en probleemoplossend
  4 ondersteunend naar individu en team.
- *Kennis* waaronder de volgende items vallen:
  1 handelingsvaardigheden
  2 ervaringskennis
  3 theoretische kennis.

Deze competenties zijn uitgewerkt in criteria die gebruikt worden bij functioneringsgesprekken.

## Studietaak
- Bestudeer de competenties die in het beroepsprofiel voor verpleegkundigen worden genoemd bij de verschillende taakgebieden.
- Bestudeer de criteria voor de competenties die het AZG hanteert bij de functioneringsgesprekken.

## Toepassingstaak
- Inventariseer aan de hand van de afgeronde deelkwalifi-caties en de BPV-ervaringen over welke competenties je aan het begin van de differentiatiefase als beginnend beroepsbeoefenaar beschikt en welke competenties je nog moet leren. Neem de competenties uit het beroeps-profiel als uitgangspunt. Zet de nog te leren competen-ties om in leerdoelen voor de differentiatiefase.

## Toepassingstaak
- Vergelijk de competenties uit het beroepsprofiel met het functieprofiel voor verpleegkundigen niveau 4 dat in de instelling of organisatie wordt gehanteerd.
  Inventariseer aan de hand van het functieprofiel van de instelling of organisatie in hoeverre jij voldoet aan de competenties die zij verwachten van beginnend beroeps-beoefenaren.

## Toepassingstaak
- Informeer naar een leerplaatsprofiel en vergelijk het leer-plaatsprofiel met de eindtermen van de differentiatie. Inventariseer welke eindtermen te behalen zijn op de werkplek en welke eindtermen moeilijk realiseerbaar zullen zijn. Maak een inventarisatie van de mogelijkhe-den om de moeilijk te behalen eindtermen toch te halen.

| Competenties in bezit | Te leren competenties | Leerdoelen |
|---|---|---|
| | | |

## 1.4   EINDRESULTAAT

Voor de meeste opleidingen geldt dat er een zichtbaar eindresultaat van de opleiding als laatste vereiste wordt gesteld.
Nu is er een grote diversiteit in wat verstaan wordt onder
een zichtbaar eindresultaat. In de opleiding tot verpleegkundigen niveau 4 wordt door de verschillende ROC's uiteenlo-
pend gedacht over het zichtbare eindresultaat.
Uit de doelstelling van dit katern heb je al begrepen dat van
afstuderende deelnemers verwacht wordt dat ze werkveldoverschrijdend en taakoverschrijdend kunnen werken. Je
hebt de generieke en specifieke eindtermen afgerond. Je bent
in staat in verschillende zorgsituaties te functioneren. Op de
meeste werkplekken zal aan de deelnemer worden voorgelegd dat afstuderen inhoudt dat je praktijkervaring opdoet,
dat je een andere kijk op de theorie en de integratiemoge-
lijkheden krijgt en dat je je kunt oriënteren op de arbeidsmarkt. Dit alles wordt vertaald in een vorm van afstuderen.

Enkele voorbeelden van mogelijkheden voor afstuderen:
- Je geeft zelf aan waarin je je tijdens het afstuderen binnen de differentiatie wilt verdiepen (zoals in de situatieschets van Marianne).
- De werkplaats geeft een onderwerp aan dat zij van
  belang achten (zoals in de situatieschets van Pauline).
- De school (al dan niet in samenspraak met de betrokken
  instelling/organisatie) geeft een afstudeeropdracht mee.

Om te komen tot duidelijkheid over de afstudeermogelijk-
heden is het goed om te weten dat er altijd een werkveldoverschrijdend karakter aan ten grondslag dient te liggen.
dat geldt ook voor jouw onderwerp van verdieping. Dat wil
zeggen dat het onderzoek dat Pauline gaat doen, en het instrument dat zij gaat ontwikkelen, ook toegepast moeten
kunnen worden in andere werkvelden. Ook de verdieping
die Marianne wil aanbrengen over pijnbestrijding bij oncologische zorgvragers mag zich niet beperken tot pijnbestrijding in het algemene ziekenhuis.

Voor alle trajecten is een goede literatuurstudie een goede
start. Hiervoor kun je gebruikmaken van de bibliotheek,
maar tegenwoordig biedt internet veel mogelijkheden om
heel gericht op zoek te gaan naar literatuur die voor jou van

belang kan zijn. In hoofdstuk 2 kun je zelf aan de gang met
het maken van opfrisschema's die ook handig zijn om als
basis te gebruiken voor de literatuurstudie die je gaat doen.

Wat tot nu toe minder op de voorgrond gestaan heeft, is het
product dat moet worden geleverd. Dat kan variëren van
een uitgewerkt verpleegplan tot aan een presentatie. Over
het algemeen zal de school (al dan niet in overeenstemming
met het werkveld) eisen stellen aan het product.

In een korte opdracht zul je inzicht krijgen in de mogelijke
eindproducten en in de voorbereidingen die daarbij van
belang zijn.

### Studietaak
- Ga na wat de begrippen verpleegplan, essay, scriptie/
  werkstuk, publicatie en presentatie inhouden, wat de
  verschillen tussen die producten zijn en naar welk product jouw voorkeur uitgaat. Geef een korte beschrijving
  van de genoemde eindproducten en zoek uit welke literatuur beschikbaar en geschikt is om ondersteuning te
  bieden bij het maken van de producten.

Uitwerking
*Verpleegplan*

*Essay*

*Scriptie/werkstuk*

*Publicatie*

*Presentatie*

## Toepassingstaak

• Ga na welk eindproduct de school verwacht en aan welke eisen het product moet voldoen.

Eisen eindproduct

•

•

•

•

•

•

•

## Discussietaak

• Bespreek in de tutorgroep welke verschillen er bestaan tussen jullie persoonlijke voorkeuren voor afstudeerproducten en het product dat de school vereist.

### Situatieschets 4a

Pauline heeft haar sollicitatiegesprek achter de rug. Ze was nogal gespannen maar had zich goed voorbereid en de vragen die zij had over het project van afstuderen zijn duidelijk beantwoord. De werkplek is aan het experimenteren met verschillende benaderingsmethoden voor onrustige zorgvragers. Zij willen graag weten wat de invloed van de methoden is op het medicijngebruik. Het zal de taak van Pauline en haar collega worden om observatielijsten te ontwikkelen en om gedurende de stage bij te houden wat het effect van de benaderingsmethode is op het medicijngebruik. Aan het einde van de stage verwacht de werkplek een getest observatieformulier en een presentatie over het geconstateerde effect van de benaderingsmethode. De school verwacht van Pauline en haar collega een artikel over de manier waarop zij hebben gewerkt aan het project en hoe het ontwikkelde observatieformulier (al dan niet aangepast) kan worden toegepast in andere (werk)situaties. In het artikel zal duidelijk gereflecteerd moeten worden op het eigen handelen en het samenwerken.

## Toepassingstaak

- Maak voor Pauline een stappenplan waarin duidelijk wordt welke voorbereidingen er getroffen moeten worden, hoe de taakverdeling kan zijn en waaraan gedacht moet worden met betrekking tot het eindresultaat.

| Stappenplan | Taakverdeling |
|---|---|
| 1 | |
| 2 | |
| 3 | |
| 4 | |

| Onderdelen van het onderzoeksplan |
|---|
| |

### Situatieschets 4

Marianne heeft met de leidinggevende en de werkbegeleider van de oncologische afdeling een gesprek over haar voorstel gehad. Beiden hadden het plan goed doorgenomen en hadden een aantal kritische kanttekeningen. De kanttekeningen hadden voornamelijk betrekking op het toepasbaar maken van de gegevens in andere (werk)situaties en de manier waarop het eindresultaat zichtbaar moest worden gemaakt. Marianne had zich in haar plan te veel beperkt tot de werkplek en ze had zich voorgenomen om het eindresultaat in een schriftelijk rapportage uit te voeren. De werkplek verwacht nu van Marianne een bijstelling van het plan. Verder wil de werkplek niet alleen een schriftelijke rapportage maar ook een presentatie op de werkplek waarin het eindresultaat aan collega's wordt voorgelegd.

## Toepassingstaak

- Inventariseer de mogelijkheden die Marianne heeft om haar onderzoek naar pijnbestrijding bij oncologische zorgvragers breder te maken. Maak een onderzoeksplan en geef aan wat van belang zal zijn bij de schriftelijke rapportage en de presentatie aan de collega's op de werkplek.

HOOFDSTUK 2

# Organisatie en informatie

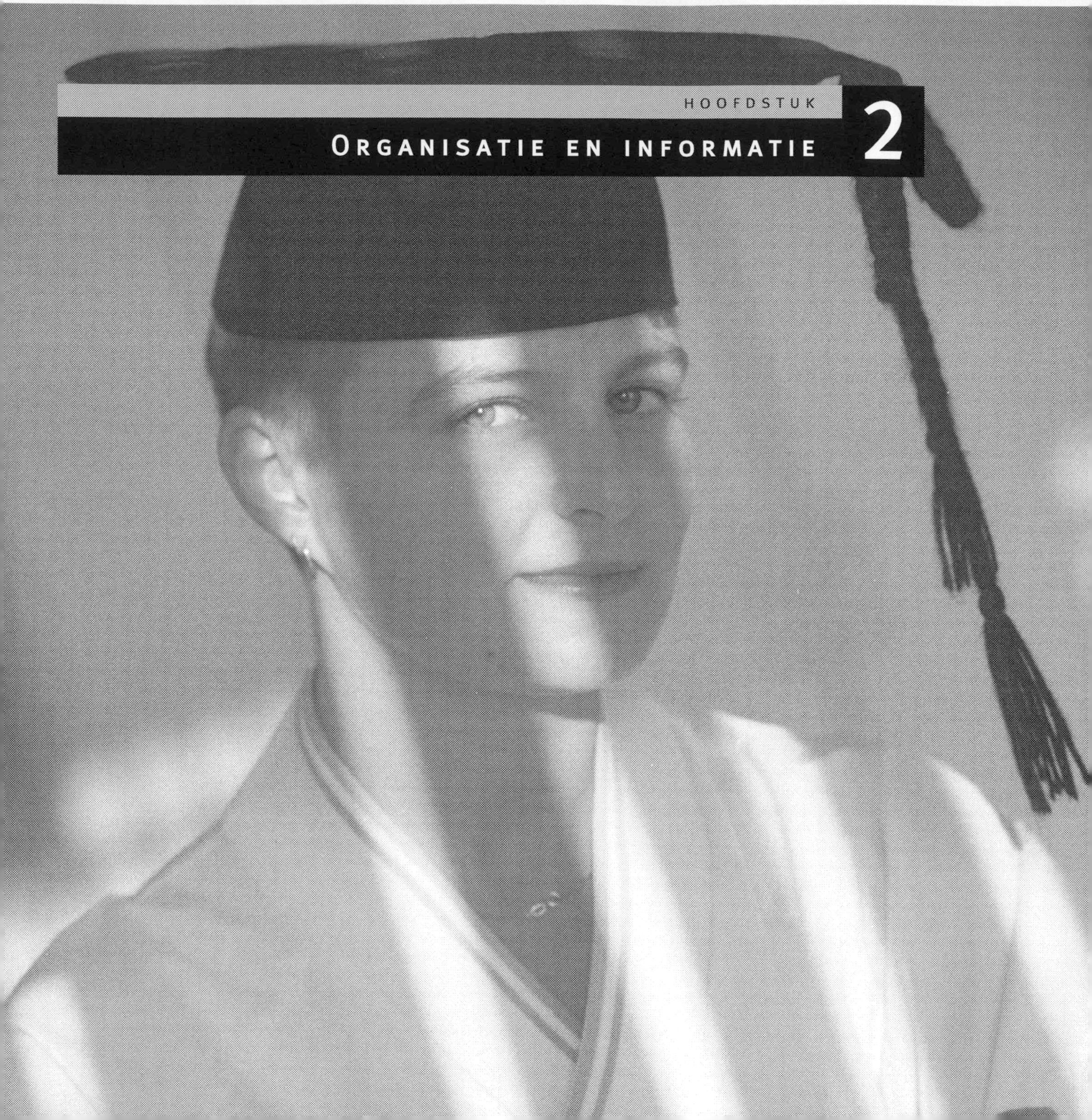

In dit hoofdstuk krijg je de bouwstenen aangereikt waarmee je je gericht gaat voorbereiden op het afstuderen in de klinische zorg. De klinische zorg is een ontzettend groot terrein en omvat vele disciplines en zorgcategorieën, die we doorgaans in de meeste algemene en academische ziekenhuizen tegenkomen.

## 2.1  RICHTLIJNEN VOOR NADERE STUDIE

Klinische zorg staat niet op zichzelf en is doorgaans een onderdeel van een veel langer zorgproces dat meestal in de thuissituatie begint en via poliklinische en ambulante zorg uitmondt in opname voor onderzoek, behandeling en verpleging in het ziekenhuis. Daarna gaat men weer naar huis of naar bijvoorbeeld een verpleeghuis voor de nazorg.

Het is daarom van belang om de relatie van deze afstudeerdifferentiatie met de andere deelkwalificaties goed te onderkennen en na te gaan welke elementen uit de verschillende deelkwalificaties van belang zijn voor deze afstudeerdifferentiatie. Immers, continuïteit en planning van zorg gaat steeds vaker over de 'muren' van het ziekenhuis heen en de samenhang is voor een kwalitatief goede zorg van essentieel belang.

Nadat we de relatie met de andere deelkwalificaties schematisch hebben weergegeven en opdrachten hebben geformuleerd om je daarin te verdiepen, gaan we een opfrisprogramma opstellen. Een dergelijk programma bieden we ook weer schematisch aan omdat iedere deelnemer zich op een andere manier en volgens een eigen plan inhoudelijk zal gaan verdiepen in de richting waarin hij/zij afstudeert. Een opfrisschema gaat daaraan vooraf om te zorgen dat reeds bestudeerde leerstof uit andere deelkwalificaties die wat is weggezakt weer actuele kennis wordt die je kunt en moet gebruiken als je je verder gaat verdiepen.

Omdat er meerdere boekenseries zijn die in de verschillende verpleegkundeopleidingen ook weer verschillend en soms in combinatie gebruikt worden, geven we uitsluitend voor de BGO-reeks een uitgewerkt opfrisschema aan. Je hebt dan een goed voorbeeld van hoe je zoiets doet en hoe je een dergelijk schema kunt maken van je eigen boeken of van boeken die je in de mediatheek van de school kunt vinden.

## Relatie met andere deelkwalificaties

Klinische zorg omvat een breed kennis- en ervaringsgebied waarin meerdere disciplines met verpleegkundigen samenwerken. In die klinische zorg spelen de volgende facetten een belangrijke rol:
- kenmerken van klinische zorg;
- kennis omtrent gezondheidsproblematiek, onderzoeksmethoden en behandelwijzen;
- psychosociale problemen bij opname, behandeling en verblijf in het ziekenhuis;
- de relatie en communicatie tussen zorgvrager en zorgverlener;
- de politieke, maatschappelijke en juridische ontwikkelingen rondom klinische zorg.

Naast deze kennisgebieden dient de verpleegkundige vaardig te zijn op de volgende terreinen.
- Het verlenen van klinische zorg: het verplegen zelf en het assisteren bij onderzoek en behandeling.
- Het omgaan met ethische vraagstukken en verpleegkundige dilemma's.
- Het toepassen van GVO.
- Het coördineren van de zorg.
- Het bevorderen van kwaliteitszorg en de eigen deskundigheid.

Dit zijn de eindtermen van deelkwalificatie 412: klinische zorg. Deze tien onderwerpen vragen kennis, inzicht en vaardigheden, maar ook een juiste beroepshouding van de afstuderende deelnemer. In de volgende paragraaf geven we de opbouw van kennis, vaardigheden en attitude zoals deze in de reeds afgesloten deelkwalificaties zijn opgebouwd op weg naar het afstuderen.

## Overzicht leertrajecten in de verschillende deelkwalificaties

De opbouw van de deelkwalificaties in de opleiding is niet zo maar tot stand gekomen. Er is goed nagedacht over de samenhang tussen de deelkwalificaties. In veel onderwijsorganisaties is deze samenhang ook tot uiting gebracht in modules, thema's of leertrajecten. Als dat zo is dan kan de docent je een overzicht verschaffen van de samenhang tussen de deelkwalificaties en hun samenhang met de afstudeerdifferentiatie Klinische zorg.

Omdat de opleidingen in het samenhangend stelsel snel zijn ontwikkeld en er veel veranderd is in de afgelopen jaren, kan het ook best zijn dat de school geen helder overzicht heeft. Daarom geven we schematisch de samenhang weer. We ordenen de deelkwalificaties en eindtermen in alle BGO-boeken normaal gesproken naar vier leer- en vormingsgebieden conform het curriculummodel van De Jong en Kerstens. Deze leer- en vormingsgebieden zijn:
- verpleegkunde
- mens en gezondheid
- gezondheidsproblematiek
- methoden en technieken.

Om zo goed mogelijk aan te sluiten bij alle boekenseries hanteren we voor deze katernen het volgende overzicht:
- *basiskennis en basisverpleegkunde*
- *specifieke kennis en specifieke verpleegkunde*
- *ondersteunende kennis: medisch, menswetenschappelijk en juridisch-ethisch*
- *kennis en inzicht in organisaties.*

We zien de opbouw vanaf het begin tot het afstuderen dan ook zoals in schema 1 en zullen op die manier ook de overzichten voor voorbereiding, opfrissen en gericht afstuderen weergeven.

De volgende (eindtermen van) deelkwalificaties vormen samen de noodzakelijke kennis, inzichten, vaardigheden en (beroeps)houding en kwaliteiten binnen de genoemde leer- en vormingsgebieden en vakterreinen op weg naar de afstudeerdifferentiatie.

*Basiskennis en basisverpleegkunde*
- Deelkwalificatie 204
- Deelkwalificatie 302
- Deelkwalificatie 303
- Deelkwalificatie 401
- Deelkwalificatie 402
- Deelkwalificatie 403

*Specifieke kennis en specifieke verpleegkunde*
- Deelkwalificatie 404
- Deelkwalificatie 405 t/m 411

**Gericht op de afstudeerdifferentiatie Klinische zorg geldt voor de deelkwalificaties 405 tot en met 411 met name een extra verdieping in 406. Dit is voor dit afstudeertraject de belangrijkste basis als het gaat om de specifieke verpleegkunde.**

*Ondersteunende kennis*
Ondersteunende kennis uit verschillende vakgebieden en wetenschappen omtrent gezond functioneren en gezondheidsproblematiek.

*Medische kennis*
- Deelkwalificatie 303
- Deelkwalificatie 405 t/m 411

*Menswetenschappelijke kennis*
- Deelkwalificatie 204
- Deelkwalificatie 302
- Deelkwalificatie 401
- Deelkwalificatie 402
- Deelkwalificatie 405 t/m 411

*Juridische en ethische kennis*
- Deelkwalificatie 204
- Deelkwalificatie 403
- Deelkwalificatie 405 t/m 411

*Kennis en inzicht in organisaties*
Ten slotte dien je te beschikken over kennis en inzicht in organisaties, waaronder werkverbanden, (multi)disciplinaire samenwerking en ondersteuning.

**Schema 1**

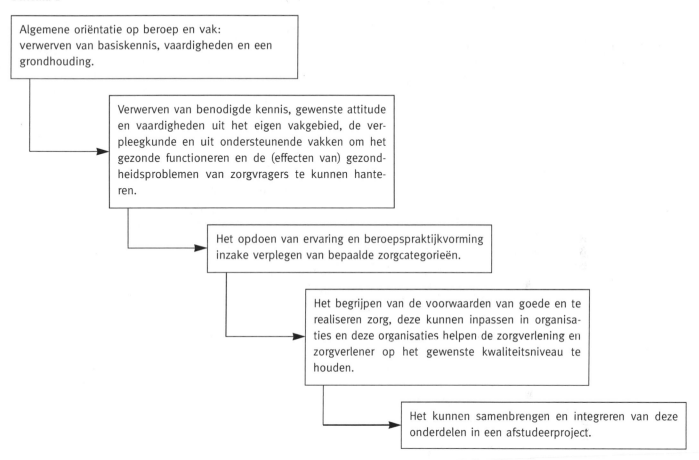

Algemene oriëntatie op beroep en vak: verwerven van basiskennis, vaardigheden en een grondhouding.

Verwerven van benodigde kennis, gewenste attitude en vaardigheden uit het eigen vakgebied, de verpleegkunde en uit ondersteunende vakken om het gezonde functioneren en de (effecten van) gezondheidsproblemen van zorgvragers te kunnen hanteren.

Het opdoen van ervaring en beroepspraktijkvorming inzake verplegen van bepaalde zorgcategorieën.

Het begrijpen van de voorwaarden van goede en te realiseren zorg, deze kunnen inpassen in organisaties en deze organisaties helpen de zorgverlening en zorgverlener op het gewenste kwaliteitsniveau te houden.

Het kunnen samenbrengen en integreren van deze onderdelen in een afstudeerproject.

– Deelkwalificatie 307
– Deelkwalificatie 401
– Deelkwalificatie 403
– Deelkwalificatie 404

Je ziet dat in elke deelkwalificatie verschillende elementen zitten uit verschillende vakken en leer- en vormingsgebieden. Het is nu de kunst goed na te gaan welke onderwerpen, aandachtspunten, vaardigheden enzovoort in de verschillende deelkwalificaties van belang zijn bij het afstuderen in de klinische zorg.

**Toepassingstaak**
• Maak een overzicht waarin je kunt zien welke onderwerpen in welke deelkwalificaties je eerder hebt geleerd en orden deze naar de genoemde gebieden. Je bouwt op deze wijze voor jezelf een beeld van samenhang op. Dat helpt je verder in het opfrissen van het geleerde en het opvullen van kennisleemten of tekorten aan vaardigheden. Tenslotte is het de eerste stap op weg naar integraal denken en werken zoals van een verpleegkundige verwacht wordt. Dus ook van een afgestudeerde!

## Opstellen opfrisschema

Als je alle onderwerpen geordend hebt in een schema en alles bij elkaar ziet staan, denk je vast: Waar moet ik beginnen en wat is belangrijk voor datgene wat ik ga bestuderen gegeven het soort afdeling, de zorgcategorie of het thema dat ik als afstudeeropdracht heb gekozen?

Om van jouw overzicht een plan van aanpak te maken ga je de leerstof die je moet gebruiken voor je afstuderen ordenen in een opfrisschema waarop je dan een afstudeerplanning kunt maken.

Een opfrisschema is een hulpmiddel voor de afstuderende deelnemer die hem/haar helpt op een doelmatige manier het afstudeertraject te doorlopen.

### Toepassingstaak

- Maak voor jezelf (en dat kun je natuurlijk ook met afstuderende mededeelnemers Klinische zorg doen) een opfrisschema.

  Op basis van dit schema maak je een planning voor:
  a  het herhalend lezen van leerstof van lang geleden;
  b  het bestuderen van leerstof die je kennelijk gemist hebt;
  c  het verdiepen in bepaalde thema's en aspecten waar je aandacht vooral naar uitgaat en wat je in de praktijkperiode tijdens afstuderen naar verwachting tegen zult komen.

  Maak korte aantekeningen van dit laatste (dat bespaart later werk) en noteer goed waar een en ander te vinden is. Maak alvast een literatuurlijst als je die later toch moet maken voor je onderzoeksverslag, scriptie enzovoort.

### Toepassingstaak

- Voer de geplande lees- en leeractiviteiten uit en overleg met de docent en/of werkbegeleider in hoeverre theorieblokken daar op aansluiten. Verwerk deze dan in je planning. Ga in fase c, de verdiepingsfase, in de school, de bibliotheek/mediatheek en in de praktijk gericht op zoek naar informatie die aanvullend is op de basisleerstof. Orden wat je gevonden hebt en maak korte aantekeningen. Je kunt die later goed gebruiken.

## Opfrisschema BGO-reeks

Zoals we reeds gezegd hebben kunnen we geen schema's maken en aanbieden van alle boekenseries en van de vele combinaties die gehanteerd worden. Daarbij komt dat zo'n schema bijna altijd onvolledig zal zijn omdat elke docent of school ook nog andere leermaterialen gebruikt. Het opfrisschema (schema 2) is een voorbeeld dat ook aangevuld moet worden met uitgereikt studiemateriaal of met het gebruik van andere (delen van) boeken die niet in de BGO-reeks zitten.

We nemen de leerboeken en kijken in de daarvoor opgestelde schema's in het begin van elk boek waar de kruisjes staan en nemen die hoofdstukken over per deelkwalificatie. Je kunt dat ook doen per eindterm omdat deze daar ook in staan. Als voorbeeld beperken we ons tot de relatie tussen de hoofdstukken uit het bronnenmateriaal en de deelkwalificaties.

Uiteraard is dit overzicht niet volledig maar het is gemakkelijk volledig te maken door de overzichten van de verschillende boeken na te lopen en in te vullen in het schema.

Heb je tijdens je opleiding een andere leerboekenserie gehanteerd, dan ontbreekt een dergelijk overzicht daar vaak. Je kunt dan het beste vanuit de inhoudsopgave gaan werken en de hoofdstukken en paragrafen opschrijven in een vergelijkbaar overzicht om zo een beeld te krijgen van de leerstof die is gekoppeld aan de verschillende deelkwalificaties.

Na de basiskwalificaties, die doorgaans op afstudeerniveau minder direct maar veel meer indirect leerstof bevatten die bruikbaar is in het afstudeertraject, schakel je over op de specifieke deelkwalificaties. Een overzicht ziet er dan uit zoals schema 3.

Vanuit dit opfrisschema dat ook nu niet compleet is en dus compleet gemaakt moet worden als voorbereiding op je afstuderen, ga je aan de slag met het thema en het soort afstudeertraject dat je ingaat.

Door de leerstof die te maken heeft met je afstuderen goed te ordenen en inzichtelijk te maken kun je steeds gemakkelijk leerstof van de afgelopen jaren even nakijken en naslaan.

## Schema 2 – Opfrisschema BGO-reeks voor de afstudeerdifferentiatie Klinische zorg

Basiskwalificaties: de bijhorende leerstof is te vinden in de vermelde hoofdstukken van de bronnenboeken

| Leermateriaal [4] | Dk. 204 | Dk. 302 | Dk. 303 | Dk. 307 | Dk. 401 | Dk. 402 | Dk. 403 | Dk. 404 |
|---|---|---|---|---|---|---|---|---|
| Inleiding in de verpleegkunde | 1, 6, 8, 9, 10, 13, 17 | 7, 12, 14 | 9, 11 | – | 2, 3-8, 12, 15, 16, 18 | 9 | 2, 4, 7, 8, 12, 14, 15 | 1, 3, 5, 8-18 |
| Basisverpleegkunde | alle | alle | 1-7, 9, 10 | 11 | alle | 1, 2, 3 | 8 | 1 |
| Anatomie en fysiologie | – | 2-6, 8, 9, 11, 13 | – | – | – | – | – | – |
| Algemene ziekteleer | – | 4-20 | – | – | – | 1-8, 10-12, 15-17 | – | 1-3, 20 |
| Menswetenschappen | 1-7, 9-12 | 3-5, 10-12 | 10, 11 | *) | 9, 11, 12 | – | – | 4-6, 8, 9 |
| Verplegen van interne en chirurgische zorgvragers | 3-6 | – | – | – | – | – | – | – |
| Enzovoort | | | | | | | | |

*) 206: 5 en 7

## Schema 3 – Specifieke kwalificaties in relatie tot 412

| Leermateriaal | Dk. 405 | Dk. 406 | Dk. 407 | Dk. 408 | Dk. 409 | Dk. 410 | Dk. 411 |
|---|---|---|---|---|---|---|---|
| Inleiding in de verpleegkunde | – | – | – | – | – | – | – |
| Basisverpleegkunde | – | – | – | – | – | – | – |
| Algemene ziekteleer | 3-20 | 3-20 | 3-12, 14-20 | 3-20 | 3, 4, 5-20 | 3-20 | 3-20 |
| Menswetenschappen | – | 11 | 12 | – | – | – | 12 |
| Verplegen van interne en chirurgische zorgvragers | – | alle | – | – | – | – | – |

Het beste zou zijn die leerstof nog eens goed te bestuderen omdat je in het afstudeertraject nog verder zult moeten zoeken naar aanvullende informatie, kennis en inzichten.

**Toepassingstaak**

- Orden alle relevante boeken die je in de opleiding hebt gebruikt of die waren voorgeschreven en geef met behulp van het schema en de inhoudsopgaven aan welke leerstof belangrijk is voor het onderwerp dat je extra gaat bestuderen of de problematiek waarin je je verder gaat verdiepen.
  Als je dat schema klaar hebt, loop dan de inhoud eens door en maak hier en daar aantekeningen zoals:
  - belangrijk om te onthouden;
  - interessant om nog eens opnieuw te bestuderen;
  - hier moet ik meer over weten voor mijn afstudeeronderwerp;
  - boektitel, auteur, uitgever en jaartal van verschijnen (voor je literatuurlijst).

Overzicht leerboeken en relevante onderwerpen voor deze differentiatie

## 2.2 VERDIEPENDE LEERSTOF VOOR DE KLINISCHE ZORG

In deze paragraaf geven we een overzicht van de wijze waarop je vakliteratuur en studiematerialen kunt ordenen en verzamelen om de informatie te kunnen raadplegen bij de verdieping in het afstudeertraject. Tegelijkertijd is zo'n overzicht een bron om naar te verwijzen als je in je afstudeerwerkstuk bepaalde stellingen inneemt en bepaalde beweringen doet. Het is dan altijd verstandig om te verwijzen naar de auteurs die iets beweerd, onderzocht of beschreven hebben. Dat verhoogt de degelijkheid van je afstudeerproduct en geeft ook beter weer wat je van anderen hebt en wat van jezelf.

We gaan ervanuit dat iedereen kan beschikken over vier informatiebronnen:
- boeken en cd-roms
- artikelen uit vaktijdschriften
- internet
- andere scripties/werkstukken.

### Boeken en cd-roms

Er is een groot aanbod aan boeken en een beperkt aanbod aan cd-roms. Dat aanbod is beschikbaar in algemene stadsbibliotheken, schoolbibliotheken en speciale kenniscentra in het land, zoals het Nederlands Ziekenhuis Instituut (Oudlaan 4 te Utrecht) en het Landelijk Centrum voor Verpleging en Verzorging (Churchilllaan te Utrecht). Je kunt daar op zoek gaan naar de vakliteratuur die je nodig hebt.

Bij deze zoektocht is een aantal dingen belangrijk.
- De catalogus van een bibliotheek, doorgaans via de computer ter plaatse te raadplegen, kent verschillende ingangen om boektitels en -nummers (SISO-nummers) te achterhalen. Zo kun je op auteur zoeken (je moet dan wel de naam en vaak de voorletters weten), maar ook op titel (je moet dan de titel zeker weten) en je kunt op onderwerp zoeken. Dat laatste zal het vaakst gebeuren. Je krijgt dan meteen een hele lijst met boektitels. Aan het jaartal kun je zien hoe oud ze zijn. Soms zijn eerder verschenen boeken erg belangrijk, maar in recent verschenen boeken kun je vaak ook vinden wat er vroeger over een bepaald onderwerp is gezegd en geschreven. Vanuit

zo'n nieuwer boek kun je altijd via verwijzingen en de literatuurlijst achterin verder gaan zoeken.

- Boektitels zeggen niet alles over de inhoud en doorgaans kun je bij de boektitels in de computer korte samenvattingen lezen of zijn er recensies van de boeken beschikbaar, die iets zeggen over de inhoud en de kwaliteit van het boek of de cd-rom.

- De inhoudsopgave wijst je vaak direct de weg naar het onderdeel dat voor jouw afstudeeronderwerp misschien van belang is. Het register achter in het boek bevat woorden en vaktermen met de bijbehorende pagina's die voor jouw afstuderen en nadere studie van belang kunnen zijn.

- Vakliteratuur ordenen kost tijd en geduld. Je zult ook vaak navraag moeten doen bij de bibliotheekfunctionaris, de docenten of de verpleegkundigen op de afdelingen. Zulke mensen kennen vaak veel titels en auteurs en kunnen je ook vertellen wat voor jou belangrijk is en welk boek op jouw niveau geschreven is.

- Je kunt het beste met een klein onderwerp of een aspect van een onderwerp beginnen om even te kijken of er veel literatuur is en of die literatuur geschikt is voor jouw doel. Dat is meteen een goede oefening voor als je aan het grotere werk begint.

Dit lijkt nu allemaal heel erg ingewikkeld en moeilijk maar als je systematisch te werk gaat valt het best mee. Daarbij komt dat er van jou niet verwacht wordt dat je de hele vakliteratuur kent of verkend hebt. Nee, het gaat veel meer om het zoeken naar materiaal, kennis en ervaringen die zijn neergelegd in boeken en die iets toevoegen aan wat je al weet. Je wordt dan een beetje 'deskundiger' op een bepaald vakgebied, thema of aandachtsgebied in het vak verpleegkunde.

### Toepassingstaak

- Ga naar de bibliotheek en vraag na (als je dat al niet weet) hoe het systeem in elkaar zit en waar je de catalogus van de boeken kunt vinden.

  Vraag bijvoorbeeld naar de nummers van boeken die onder andere jouw onderwerp zouden kunnen behandelen.

  Ga dan eerst eens kijken naar de plank met boeken onder dat nummer en bestudeer de titels en blader die boeken eens door. Je kunt je dan al een beeld vormen van wat er is. Soms is dat al voldoende om de juiste vakliteratuur bijeen te zoeken.

  Ga daarna in het catalogussysteem zoeken op trefwoorden en schrijf de titels op of print ze uit.

  Neem een paar boeken mee om nader te bestuderen, start met de inhoudsopgave, blader er eens door en lees een paar stukjes zodat je je een beeld kunt vormen of dat boek misschien bruikbaar en leesbaar is voor je.

  Na die selectie en eerste indruk kun je gericht gaan lezen en studeren waarbij je veelvuldig gebruik moet maken van het register achter in het boek, want dan weet je waar jouw onderwerpen in het boek besproken worden.

---

Lijst van te bestuderen boeken

---

### Artikelen uit vaktijdschriften

Als je een scriptie/werkstuk of een onderzoek kiest of moet maken als afstudeeropdracht, dan is het zaak dat je je goed inleest op dat onderwerp. We hebben al behandeld hoe je een weg kunt vinden in alle boeken die per onderwerp beschikbaar zijn en hoe je daarin moet selecteren.

Hoe je artikelen uit de vaktijdschriften bij elkaar moet zoeken en moet selecteren op onderwerp gaan we nu bespreken.
- *Stap 1:* welke tijdschriften zijn voor de verpleegkundige interessant?
- *Stap 2:* selecteer de meest interessante tijdschriften en naslagwerken op basis van de volgende criteria: geschreven op mijn niveau, geschreven voor verpleegkundigen, levert nieuwe informatie voor mijn studieonderwerp, is makkelijk bereikbaar. Daarna ga je de artikelen en onderdelen zelf bekijken.
- *Stap 3:* tijdens het doornemen van het artikel kun je aantekeningen maken en als je materiaal, citaten, schema's of andere zaken over wilt nemen in je scriptie/werkstuk, vermeld je de naam van de auteur, titel, tijdschrift, pagina's, nummer en verschijningsjaar bij je aantekeningen. Die gegevens neem je later over in de rubriek Geraadpleegde literatuur.

*Tijdschriften voor verpleegkundigen*
Voor verpleegkundigen niveau 4 beperken we ons tot de Nederlandstalige vaktijdschriften, waarmee we niet willen zeggen dat je de buitenlandse tijdschriften niet zou mogen raadplegen. Als je dat ook zou willen kun je het beste in *Verpleegkundig Perspectief* kijken welke tijdschriften het meest geschikt zijn voor jouw situatie. *Verpleegkundig Perspectief* is een periodieke uitgave met vertaalde buitenlandse artikelen die geselecteerd zijn uit een grote groep tijdschriften. Als je de jaargangen doorbladert, of het register raadpleegt, dat steeds in nummer zes staat, kun je daar ook interessante artikelen of samenvattingen vinden.
De belangrijkste en meest toegankelijke Nederlandstalige tijdschriften zijn de volgende.
- *Verpleegkunde Nieuws* met actuele informatie, nieuwigheden, vakartikelen en achtergrondartikelen. Vooral geschikt voor meningsvorming en discussie, maar bevat ook steeds zorginhoudelijke artikelen vanuit de verschillende velden en zorgcategorieën.
- *Nursing* met actuele informatie, nieuws op alle fronten, vakartikelen en achtergrondverhalen. In dit blad kun je voor elk onderzoek of scriptie wel wat vinden en het is gemakkelijk leesbaar en toegankelijk.
- *Tijdschrift voor Verpleegkundigen* (TVZ) is het oudste

tijdschrift in Nederland en kent een rijke historie. Het is een echt vaktijdschrift, dat wel enige nieuwsgaring kent maar toch vooral bedoeld is voor inhoudelijk verantwoorde vakartikelen. Artikelen die voldoen aan wat strengere criteria en die wat minder vrijblijvend, meningsvormend en populair geschreven zijn. Dat geeft het blad een wat minder vriendelijke uitstraling, maar de inhoud is degelijk.
- *Verpleegkunde* is een Nederlands-Vlaams wetenschappelijk tijdschrift voor verpleegkundigen. In dit tijdschrift kun je belangrijke onderzoeksartikelen vinden als je rondom een specifiek onderwerp naar bewijzen zoekt. Over het algemeen is dit tijdschrift meer gericht op hbo-verpleegkundigen en -onderzoekers, stafmedewerkers en opleiders. Toch is het raadzaam op zijn minst eens één jaargang door te bladeren en kennis te nemen van het soort artikelen dat erin staat.

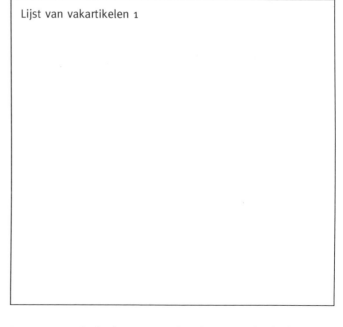

Lijst van vakartikelen 1

Deze vier tijdschriften zijn te beschouwen als de basistijdschriften waar je veel algemene informatie uit kan halen, maar ook achtergrondartikelen en specifieke zorggerichte artikelen. Ze zijn relevant voor afstuderen in alle deelkwalificaties niveau 4.

Daarnaast kennen we een breed aanbod aan vaktijdschriften die zich richten op een specialisme binnen de verpleging en verzorging. Het is natuurlijk zaak om te kijken of er in deze tijdschriften artikelen staan die je kunnen helpen als je bezig bent met verdieping in een specifiek onderdeel of specialisme binnen de verpleegkunde.

We noemen een aantal titels die van belang zijn voor afstuderen in deelkwalificatie 412, Klinische zorg (voor een volledig overzicht van verschillende uitgevers kun je de fondslijsten inzien in de bibliotheken, bij boekhandels of opvragen bij uitgevers).

- *Medisch Nieuws*
- *Verpleegkundig Perspectief*
- *Ligament*
- *Pallium*, tijdschrift voor palliatieve zorg
- *Hygiëne en Infectiepreventie*
- *Nederland Tijdschrift voor Traumatologie*

Als je management- of organisatievraagstukken als onderwerp hebt (in alle deelkwalificaties), kun je vaktijdschriften als *Verpleegkundig Management* of *Zorg & Ondernemen* naslaan. Als je opleidingsaspecten wilt bespreken of onderzoeken zijn tijdschriften als *Onderwijs & Gezondheidszorg* en *De Docent* geschikte tijdschriften. Voor juridische aspecten kun je het *Tijdschrift voor Gezondheidsrecht* raadplegen.

Lijst van vakartikelen 2

*Handboeken*
Behalve de vaktijdschriften zijn er ook handboeken. Dat zijn losbladige systemen, gevuld met artikelen en/of katernen (dunne boekjes) die aspecten van een bepaald gebied bespreken en tezamen een naslagwerk vormen. In deze handboeken kun je heel gericht informatie verzamelen als basis voor een scriptie of onderzoeksverslag.

- *Handboek Zorgvernieuwing* (tot en met 1999: *Handboek Verpleegkundige Innovatie*): hierin vind je artikelen over allerlei vernieuwingen in de zorg en verpleging.
- *Handboek Verpleegkundig Consult*: hierin vind je alfabetisch gerangschikt definities van termen en korte omschrijvingen van verpleegkundige onderwerpen. Dit is vooral van belang als je in je scriptie/werkstuk termen gebruikt of verschijnselen uit de verpleging beschrijft. Hier kun je vinden hoe de termen landelijk gebruikt worden.
- *Handboek Verpleegkundige Diagnostiek, Interventies en Resultaten*: hierin vind je alles over verpleegkundige diagnostiek en interventies. Als dat je onderwerp is moet je dit handboek zeker raadplegen.
- *Handboek Transmurale Zorg*: dit zal in de loop van 2000 verschijnen en behandelt alle aspecten van zorg over de muren van zorginstellingen heen. Het is vooral geschikt als je iets bestudeert in de zorg voor chronisch zieken met als kenmerk de zorg in de eigen woonomgeving.

Voor meer specifieke en specialistische informatie zijn de volgende losbladige systemen en handboeken beschikbaar:
- *Handboek Geriatrie Informatorium*
- *Informatorium voor voeding en diëtetiek*
- *Management en beleid ouderenzorg*
- *Handboek minderheden*
- *Pijn-informatorium*
- *Regelgeving beroepsuitoefening Gezondheidszorg*
- SOA *Vademecum*
- *Therapie informatorium*
- *Wet- en regelgeving Verpleegkundige en Verzorgende Beroepen*.

*LCVV-katernen en -publicaties*
Het Landelijk Centrum voor Verpleging en Verzorging

publiceert regelmatig prettig leesbare publicaties over allerlei aspecten van het beroep en de beroepsontwikkeling. Specifieke publicaties zoals over kraamzorg voor allochtone gezinnen zijn vaak een goed hulpmiddel om een bepaalde problematiek te bestuderen. Het LCVV is gevestigd in Utrecht en heeft een rijke bibliotheek met vele tijdschriften en boeken, die opvraagbaar zijn dan wel in te zien zijn.

Als je de meest interessante tijdschriften en naslagwerken hebt geselecteerd op basis van de volgende criteria, dan ga je de artikelen en onderdelen zelf bekijken.
– Geschreven op mijn niveau.
– Geschreven voor verpleegkundigen.
– Levert nieuwe informatie voor mijn studieonderwerp.
– Is makkelijk bereikbaar.

Elk tijdschrift heeft aan het eind van het jaar, in het laatste nummer of in het begin van het jaar in het eerste nummer een index waarin alle verschenen artikelen staan op onderwerp en/of op auteur of titel. Je kunt in zo'n jaarindex die artikelen aanstrepen die wellicht belangrijk of interessant voor je kunnen zijn.
Je selecteert deze artikelen en je gaat ze lezen.
De meeste artikelen beginnen of eindigen met een samenvatting die je een goed beeld geven van wat er in het artikel staat.

Tijdens het doornemen van het artikel kun je aantekeningen maken en als je materiaal, citaten, schema's of andere zaken over wilt nemen in je scriptie/werkstuk vermeld je de naam van de auteur, titel, tijdschrift, pagina's, nummer en verschijningsjaar bij je aantekeningen. Deze neem je later over in de rubriek Geraadpleegde literatuur.
Stel, je maakt een scriptie over het gebruik en onderhoud van voedingssondes bij patiënten met een halfzijdige verlamming. Je hebt het artikel van de voedingsverpleegkundige Fred Prins gelezen in *Nursing* van 2 februari 2000. Uit dit artikel wil je de tabel Preventie en behandeling van verstopte sondes overnemen. Onder de tabel zet je dan: "Overgenomen uit: F. Prins. Schone sondes. *Nursing* februari 2000, p. 44-45."

Dezelfde vermelding komt in het overzicht Geraadpleegde literatuur. Die zou er als volgt uit kunnen zien.

---

Geraadpleegde literatuur
Mathus-Vliegen E.M.H. en E.E. Oosterheert-van Wijnen. *Protocol Sondevoeding*. Amsterdam: Mart Spruijt bv, 1989.
Prins F. Schone sondes. *Nursing* februari 2000, p. 44-45.
*Transferpunt*: Voeding mbo (3e druk). Vaardighedenboek. Houten: Bohn Stafleu Van Loghum, 1999.
VPN Praktijk: Voeding. Cd-rom. Houten: Bohn Stafleu Van Loghum, 1999.

---

In dit kader zie je dus vier verschillende vermeldingen van vier verschillende producten. Bij boeken, cd-roms en video's eindig je altijd met de uitgever, plaats en jaar van verschijnen. Bij artikelen vermeld je de titel van het tijdschrift, het verschijningsjaar en het aantal pagina's.

Literatuurlijst

HOOFDSTUK

## Internet

Internet is een steeds belangrijker middel om actuele informatie te verzamelen. Zo kun je op internet kijken naar de producten van uitgevers, naar onderzoeksrapporten bij het LCVV, het Nationaal Ziekenhuis Instituut, bij universiteiten en beroepsverenigingen. Ook zijn er allerlei bronnen (websites) die systematisch verpleegkundige informatie weergeven, zoals standaardverpleegplannen, achtergrondinformatie, voorlichtingsmateriaal voor patiënten, technische informatie enzovoort.

Het zoeken op internet is geen eenvoudige zaak en vraagt vooraf enige oefening. Er zijn namelijk vele verschillende sites waarop veel informatie staat die niet altijd even gemakkelijk toegankelijk is of te traceren valt. We hebben achter in dit katern een overzicht opgenomen van belangrijke websites die wij in februari 2000 hebben getraceerd (bijlage 1). Deze lijst is zeker niet volledig en elke lijst kan de volgende dag alweer verouderd zijn. Daarom geven we een opdracht waarmee je zelf leert zoeken op internet.

---

Belangrijke websites

---

## Toepassingstaak

- Start de computer en ga naar het internet. Je komt nu op de 'homepage' van de site die op deze computer als standaard is opgenomen. Dat kan dus op elke computer een andere zijn. In het kader boven aan de site, onder de verschillende knoppen tref je de site aan waarop je je nu bevindt. Je kunt nu twee dingen doen:
  1 Je gaat naar een zoekmachine waar je een bepaald woord of woorden invult en die gaat dan op zoek naar websites die over dit onderwerp iets hebben. Je kunt dan verder gaan zoeken op de vermelde websites (die meestal in blauw zijn aangegeven) waarop je met een dubbelklik terechtkomt. Als je een erg algemene term invoert heb je soms tienduizenden pagina's ter beschikking. Je moet dan een woord toevoegen of een specifieker woord opgeven. Het aantal pagina's dat geselecteerd wordt, wordt dan kleiner. Heb je iets gevonden, dan kun je dat uitprinten. Vermeld in je literatuurlijst de geraadpleegde website.
  2 Je gaat naar een website waarvan je de naam kent, bijvoorbeeld een van de websites uit bijlage 1. Ook daar kun je een zoekmachine raadplegen en je zit dan tenminste al op een verpleegkundige of medische site, zodat veel ballast wegvalt. Zo kan het begrip 'sonde' bij een open zoekmachine tienduizenden verwijzingen opleveren waar ook de hele luchtvaart en communicatie in zijn opgenomen (sonde in de ruimte). Die verwijzingen krijg je niet als je via een verpleegkundige site zoekt. Door 'sonde' toe te spitsen op 'voedingssonde' wordt het aantal verwijzingen nog kleiner en nog meer gericht op jouw onderwerp. Probeer beide varianten eens uit om te zien of je snel iets zinnigs kunt vinden.

Werken via internet is complex en kost erg veel tijd. Als er een deskundige docent is of er worden websites genoemd in artikelen of boeken (vaak achterin) kun je met die hulpmiddelen vaak sneller aan de slag en je doel bereiken. Samen met andere deelnemers zoeken helpt ook nog wel eens omdat je elkaar ideeën aan de hand kunt doen.
De informatie op internet is zeker niet altijd wetenschappelijk of verpleegkundig verantwoord. Iedereen kan immers alles op het web kwijt en er is geen controle zoals bij boeken en artikelen, die altijd door deskundigen beoordeeld worden.

## Andere scripties/werkstukken

Het komt niet vaak voor dat andere scripties/werkstukken gebruikt worden voor nieuwe, eigen scripties/werkstukken omdat de kans bestaat dat de docent zal zeggen dat je een

scriptie hebt overgeschreven. Dat gebeurt ook wel en dat is niet de bedoeling van deze paragraaf. Overschrijven is onprofessioneel gedrag en je leert er niets mee, niet eens taalvaardigheid en zeker niet als je zo'n werkstuk ook nog scant. Wat je wel mag en kunt doen met scripties/werkstukken van anderen is het volgende:
- Je een beeld vormen van een scriptie/werkstuk, de inhoud en omvang.
- Een opbouw maken op basis van een eerder goedgekeurde opbouw.
- Ideeën opdoen op het terrein van:
  • een onderwerp;
  • een plan van aanpak;
  • relevante literatuur;
  • een onderzoeksmethode;
  • afbakening van je onderwerp;
  • een vervolgonderzoek;
  • nog braakliggende onderwerpen.
- Onderdelen van de scriptie/werkstuk overnemen als start van je eigen scriptie/werkstuk en daarop verder en dieper ingaan. Je krijgt dan een soort vervolgstudie.
  Je kunt ook een scriptie/werkstuk gebruiken om datgene wat in de scriptie/werkstuk is beweerd en waar jij niet achter staat of waar je twijfels over hebt, nog eens nader te onderzoeken. Je kunt dan jouw bevindingen vergelijken met die van eerdere deelnemers.

Op veel scholen en in veel instituten worden vooral goede scripties/werkstukken bewaard in de bibliotheek of het kenniscentrum. Het is zeer de moeite waard daar eens in te gaan neuzen voordat je een besluit neemt welk onderwerp je gaat aanpakken, op welke afdeling je een bepaald onderzoeksvoorstel gaat doen of welke bewering je eens nader gaat onderzoeken.

Als je bepaalde scripties/werkstukken hebt gevonden en je wilt ongeveer op dezelfde manier gaan werken of iets dergelijks gaan doen, bespreek dan met de begeleider of de docent het volgende.
- Is dit een geschikt onderwerp voor mij?
- Is deze aanpak een goed voorbeeld?
- Is deze opbouw goed en voldoet die aan de richtlijnen van de school of de praktijk?

- Is de scriptie/werkstuk te lang, te kort, te smal of te breed qua onderwerp?
- Wat zou ik op basis van deze scriptie/werkstuk kunnen doen als vervolgonderzoek?

Als je dat gedaan hebt kun je een voorstel schrijven en voorleggen aan school of werkveld en dan kun je aan de slag.

### Samenvatting

In de voorgaande twee paragrafen hebben we aangegeven op welke wijze je informatie kunt verzamelen om je een beeld te vormen van het afstudeertraject dat je gaat afleggen. We kunnen dat in een stappenplan uitschrijven.
- *Stap 1*: Je denkt na en je praat met collega's, verpleegkundigen, docenten en wellicht zorgvragers over je afstuderen. Wat vind je interessant, wat zouden zorgvragers belangrijk vinden, wat vindt de werkplek interessant om te onderzoeken, welke onderwerpen vindt de school relevant en wat is vooral leuk en boeiend om te doen?
- *Stap 2*: Je kiest een of meer onderwerpen en je gaat daarover met mensen praten die er verstand van hebben. Je vormt je nu een goed beeld van wat mogelijk is, wat interessant is en voor wie, en wat makkelijk en moeilijk is. Zo nodig ga je daar in deze fase al wat over lezen en ga je kijken of er veel informatie voorhanden is die ook geschikt is voor jou.
- *Stap 3*: Je kiest een definitief onderwerp en je zet globaal op papier wat je wilt gaan doen. Je legt dat weer aan een paar mensen voor zodat je daarna een haalbaar plan van aanpak kunt schrijven: het scriptie-, werkstuk- of onderzoeksvoorstel.
- *Stap 4*: Als je groen licht hebt, bijvoorbeeld een stageplaats, een onderzoeksopdracht, toestemming voor literatuurstudie, ga je aan de slag.

### Toepassingstaak
• Vul stap 5, 6 en 7 in op basis van het voorgaande en het uitproberen van de verschillende mogelijkheden. Werk uit hoe je deze stappen gaat nemen.
  - *Stap 5*: Relevante literatuur zoeken, boeken, vakartikelen.

– *Stap 6*: Relevante cd-roms, video's en internetsites verzamelen.
– *Stap 7*: Voorbeelden van vergelijkbare onderzoeken en verslagen in scripties opzoeken.

Vergelijk dit stappenplan met het conceptplan dat je in de toepassingstaak bij situatieschets 2 van Marianne hebt gemaakt. Bespreek de verschillen in een kleine groep.

Een groot deel van dit hoofdstuk kan het beste uitgevoerd worden in kleine groepjes die in de bibliotheek en de studiezalen werken. Er kan ten behoeve van het opfrissen van kennis veel materiaal verzameld worden.

Stap 5

1

2

3

4

5

Stap 6

1

2

3

4

Stap 7

1

2

3

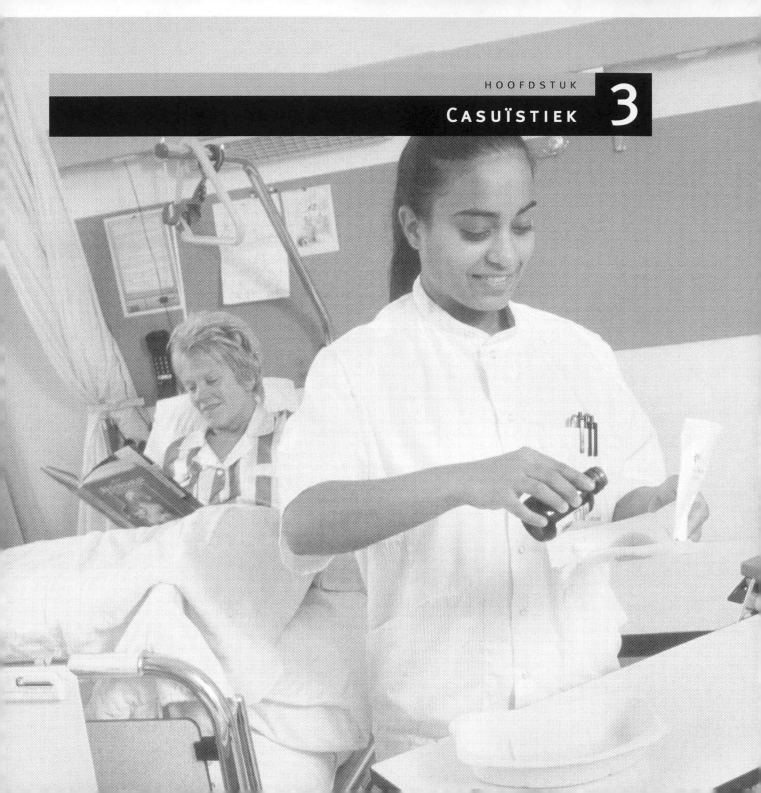

In dit hoofdstuk worden vier casussen met daarin verschillende taken gepresenteerd. De casussen kunnen voor een deel op school maar bij voorkeur (ook) op de werkplek worden uitgewerkt. Deze casussen zijn slechts voorbeelden. Zij kunnen worden vervangen en/of aangevuld met casussen uit de praktijk. De geformuleerde taken kunnen daarbij worden overgenomen en/of aangepast.

## 3.1 INLEIDING

*Instructie voor docenten en praktijk- en werkbegeleiders*
In de casussen moeten de deelnemers in de taken producten maken zoals notities, artikelen, verpleegplannen en aantekeningen. Er zijn geen criteria opgenomen waaraan deze schriftelijke producten moeten voldoen om de katernen bruikbaar te houden voor zowel BOL- als BBL-deelnemers. Afhankelijk van de gekozen leerweg moeten de criteria voor de schriftelijke presentaties vooraf worden vastgelegd met praktijk- en werkbegeleiders en/of docenten.

*Instructie voor deelnemers*
Lees de casus eerst helemaal door. Begin pas daarna aan de taken. Door de casus heen staan verschillende taken. De laatste taak is altijd een projecttaak waarbij je met het geleverde product kunt aantonen dat je de verpleging in de klinische zorg hebt leren beheersen.
Aan het einde van elke casus is een extra projecttaak opgenomen die bewerkstelligt dat er ook werkveldoverschrijdend wordt gewerkt en gekeken. Met die taken wordt transfer bevorderd.
Deze taken hebben betrekking op preventie en GVO, coördinatie van de zorg en het bevorderen van kwaliteitszorg en deskundigheid.

Voorafgaand aan de casussen zijn een studietaak en een probleemtaak geformuleerd die een notitie opleveren. In het product van de studietaak geef je aan kennis te hebben van het werkveld waarin deze deelkwalificatie wordt doorlopen. In de probleemtaak moet je aan het werk met politieke, maatschappelijke en juridische ontwikkelingen in de klinische zorg. Door middel van deze taken werk je aan de eindtermen 412-01 en 412-02.
De eindterm 412-03 komt in alle casussen aan de orde.

## 3.2 INTRODUCTIETAKEN KLINISCHE ZORG

Beide taken kunnen door meerdere afstudeerders klinische zorg samen worden gemaakt.

**Studietaak**
• Geef een beschrijving van de kenmerken van de klinische zorg. Schets daarin een beeld van de ziektebeelden, behandelwijzen en therapieën die daar voorkomen. Schets een beeld van de psychosociale problematiek die behandeling in de klinische zorg met zich meebrengt en geef aan wat de kenmerken zijn van de relatie tussen zorgvrager en zorgverlener.

Kenmerken klinische zorg

## Probleemtaak

### Wij zijn in het nieuws... en bevalt dat?????

De laatste maanden is de klinische zorg meer dan eens in het (nieuws)beeld. De berichtgeving heeft te maken met operatiekamers die leeg staan, wachtlijsten die langer worden en (verwachte) tekorten bij het verplegend en ander personeel. We zien ook dat er meer gepubliceerd wordt over medische en verpleegkundige fouten en dat de aansprakelijkheid groter is geworden. De zorgvragers en hun naasten worden steeds mondiger en er ontstaan vaker situaties waarbij in elk geval verbale agressie naar de zorgverleners meer voorkomt.

Onlangs publiceerde een beroepsorganisatie de uitslag van een onderzoek naar ongewenste intimiteit in de zorg. Uit het onderzoek bleek dat verplegend en verzorgend personeel tijdens het uitoefenen van het beroep regelmatig worden geconfronteerd met ongewenste intimiteiten.

De aandacht daarvoor binnen de opleiding laat veel te wensen over.

De gezondheidszorg wordt op deze manier niet populairder bij de groep die er gebruik van moet maken maar ook niet bij schoolverlaters die voor een opleiding in deze richting zo hard nodig zijn. Daarbij komt nog dat er op dit moment veel geld wordt uitgegeven door de overheid om de keus voor het werken binnen de zorg te stimuleren.

De politiek, maatschappelijke en juridische ontwikkelingen maken het er niet makkelijker op om in de zorg te blijven werken.

(Uit het personeelsblad van een ziekenhuis.)

Op deze manier kondigde de redactie van het personeelsblad van het ziekenhuis waar jij de BPV doorloopt in verband met je differentiatie, een discussie aan over de manier waarop de gezondheidszorg op dit moment naar buiten treedt/komt en de gevolgen daarvan.

Aan jou wordt gevraagd om met andere afstudeerders de discussie op gang te brengen met een aantal stellingen in de trant van 'Loesje'. Het blad wordt tweemaal per maand uitgegeven en telkens zal er één stelling worden gepubliceerd. Na de reacties geeft jouw groepje achtergrondinformatie over de stelling en de reacties. Zo wil de redactie medewerkers meer betrekken bij het blad en de medewerkers bewust maken van nieuwe politieke, maatschappelijke en juridische ontwikkelingen en de gevolgen daarvan voor de klinische zorg.

## Probleemtaak

- Maak zes stellingen over de onderwerpen die in het personeelsblad zijn genoemd.

  Bekijk de onderwerpen vanuit meerdere invalshoeken en maak daarvan een notitie die de redactie van het personeelsblad kan gebruiken als achtergrondinformatie bij de stellingen.

| Stellingen |
|---|
| 1 |
| 2 |
| 3 |
| 4 |
| 5 |
| 6 |

## 3.3 CASUS: DE HEER VAN DEVENTER MET EEN CARCINOOM

*Beeldvorming sociale situatie*

De heer Van Deventer is 58 jaar, gehuwd en woont in een dorp op zo'n 6 kilometer van de grote stad. Hij is tien jaar geleden voor de tweede keer gehuwd; zijn echtgenote is 48 jaar. Hij heeft twee kinderen uit zijn eerste huwelijk. Een zoon van 28 jaar is gehuwd en woont in het midden van het land, een dochter van 24 jaar woont op kamers in Groningen, waar zij bedrijfskunde studeert. De kinderen zijn vanaf de lagereschoolleeftijd eigenlijk alleen door hun moeder opgevoed; de bezoekregeling verliep heel moeizaam. De laatste jaren, sinds de kinderen op zichzelf wonen, zijn de contacten wat beter en ziet hij ze ongeveer eenmaal per maand. De heer Van Deventer heeft altijd als beroepsmilitair gewerkt en is sinds drie jaar in de VUT.

Mevrouw Van Deventer heeft altijd gewerkt in de thuiszorg, maar is daarmee gestopt toen haar man in de VUT ging. Zij heeft haar werk altijd als zwaar ervaren en ze hebben ervoor gekozen samen te gaan genieten van hun 'oude dag'. Ze hebben al een paar grote reizen gemaakt en maken graag fietstochten. Ze hebben een grote tuin waaraan ze samen veel tijd besteden.

*Beeldvorming gezondheidssituatie*

De heer Van Deventer heeft de laatste maanden wat klachten: buikpijn, onregelmatige stoelgang en hij is ook best veel afgevallen. Doorslaggevend om naar de dokter te gaan was het feit dat hij bloed in zijn ontlasting had, ook werd de buikpijn erger. Vaak heeft hij een voortdurend gevoel van aandrang terwijl er geen ontlasting komt. Ook is zijn conditie achteruitgegaan; de fietstochtjes worden steeds korter. De heer Van Deventer ziet er moe uit en zegt zich zwak te voelen.

Hij wordt door de huisarts doorgestuurd naar de internist voor onderzoek. Naast een uitgebreide anamnese, lichamelijk onderzoek en laboratoriumonderzoek worden een rectoscopie, bioptie en coloninloop gedaan. Tevens wordt er een leverscan gemaakt om te kijken of er mogelijk levermetastasen zijn.

Uit deze onderzoeken blijkt dat de heer Van Deventer een grote tumor in het rectum heeft. Deze tumor moet verwijderd worden en de aard van de tumor en het omliggende weefsel moet onderzocht worden. De arts stelt voor een rectumextirpatie te doen. Een week na de operatie kunnen de heer en mevrouw Van Deventer de PA-uitslag verwachten. Ze maken beiden een verslagen indruk na het gesprek met de arts en de verpleegkundige op de polikliniek. Niet alleen het nieuws dat er een tumor is gevonden, maar vooral de gevolgen van de operatie (een blijvend stoma) maken een diepe indruk op hen.

### Studieopdracht

- Fris je kennis over symptomen, onderzoeken en behandelmogelijkheden van rectumcarcinomen op met behulp van de literatuur in je opfrisschema en maak hiervan aantekeningen.
  Verdiep je in de theorie van slechtnieuwsgesprekken en maak met behulp van bovenstaande gegevens aantekeningen over aspecten van de beroepshouding die jij in deze situatie van belang acht.

*Beeldvorming ziekenhuisopname*

De heer Van Deventer wordt drie dagen voor de geplande operatie opgenomen op de afdeling chirurgie. Hij komt op een zespersoonskamer, hij weet dat hij na de operatie de eerste dagen op de Medium Care-afdeling zal liggen en daarna weer teruggaat naar de chirurgische afdeling.

Hij is erg nerveus, evenals zijn vrouw. Hij vindt het verschrikkelijk dat hij een stoma zal krijgen maar zegt dat hij nu eenmaal geen keus heeft. Hij ondergaat de voorbereidingen enigszins gelaten, zijn vrouw komt veel op bezoek. Hij krijgt een verantwoordelijk verpleegkundige toegewezen, zij zal vast aanspreekpunt voor hem zijn en de zorg coördineren.

De belangrijkste aspecten van de voorbereiding zijn:
- uitgebreide darmvoorbereiding door middel van een dieet en laxeren;
- stomaplaats bepalen (aan twee kanten van de buik wordt plaats voor een anus praeternaturalis bepaald);
- scheren van het operatiegebied: vanaf de tepellijn tot en met de bovenzijde van de bovenbenen (schaamhaar met gesloten benen);
- uitgebreide informatie met betrekking tot de pre- en postoperatieve zorgverlening;
- Nutridrink.

*Beeldvorming verpleegproces*

De heer Van Deventer gaat postoperatief twee dagen naar de Medium Care Unit (MCU). Als hij terugkomt van de operatiekamer lees je de rapportage:

- hij heeft een stoma gekregen links van de navel;
- hij heeft een grote wond in het rectumgebied;
- er is een maagsonde met een hevel aangebracht;
- er is een perifeer infuus aangesloten;
- er is een epiduraal katheter voor pijnbestrijding ingebracht;
- hij heeft een blaaskatheter.

De stoma wordt na een dag op de MCU geopend. De heer Van Deventer plast op de MCU onvoldoende en krijgt hiervoor dopamine. Hij ervaart alles op de MCU als heel spannend, maar is zich ten gevolge van de narcose niet bewust van alles wat er om hem heen gebeurd.

Na twee dagen wordt hij overgeplaatst naar de gewone chirurgische afdeling en komt hij op een driepersoonskamer.

- De PDA-katheter is op de MCU verwijderd, als pijnbestrijding wordt nu voorgeschreven tweemaal daags 15 mg dipidolor i.m. (zo nodig).
- De maagsonde moet nog steeds geheveld worden en de zorgvrager mag niets per os innemen.
- De blaaskatheter moet blijven tot een week na OK.
- Hij heeft nog een perifeer infuus met een dosering van 2 liter per 24 uur.

De heer Van Deventer belt de eerste dagen op de verpleegafdeling erg veel, hij is bang dat hij niet genoeg zal plassen en last van zijn hart zal krijgen. Hij wil graag ook 's nachts een lampje aanhouden. Sommige verpleegkundigen kunnen hier moeilijk mee omgaan, kunnen het vaak bellen van de zorgvrager moeilijk inpassen in hun werkzaamheden.

Hij wil het liefst plat liggen, dan heeft hij de minste last van zijn buik en de rectumwond en dan ziet hij de stoma ook niet.

De eerstverantwoordelijk verpleegkundige verpleegt de heer Van Deventer de eerste twee dagen op de chirurgische afdeling; daarna heeft ze drie dagen vrij. Zij maakt in deze dagen een verpleegplan voor de heer Van Deventer, zodat de zorgvrager en haar collega's hiermee verder kunnen. Hierin is ook meegenomen dat vijf dagen na de operatie begonnen

wordt met stomazorg, hetgeen inhoudt dat de zorgvrager langzaam in de zorg en de situatie betrokken wordt. De heer Van Deventer denkt dat hij erg veel moeite met zijn stoma zal hebben, vindt het erg vies en wil er niet naar kijken. Zijn echtgenote heeft het er minder moeilijk mee, maar of zij hem hierin zal kunnen steunen is de vraag.

Na drie dagen mag er begonnen worden met het afklemmen van de maagsonde en als dit geen problemen geeft mag de maagsonde verwijderd worden.

De wonden van de heer Van Deventer lekken de eerste dagen flink door. Daarom worden de buik- en rectumwond driemaal daags verbonden met absorberend verband. Na drie dagen wordt de lekkage minder; de buikwond hoeft helemaal niet meer verbonden te worden (is droog) en de rectumwond wordt nog eenmaal daags verbonden.

De heer Van Deventer mag dan beginnen met het drinken van water en daarna een streng vloeibaar zacht dieet. De diëtiste wordt in consult gevraagd.

Na acht dagen mag de blaaskatheter verwijderd worden, de heer Van Deventer is erg bang dat hij niet zal kunnen plassen. Dit kon hij eigenlijk altijd alleen maar in een staande houding.

Mobiliseren gaat moeizaam, hij probeert het wel maar zitten is erg pijnlijk. De verpleegkundige regelt een antidecubituskussentje voor in de stoel om de druk wat meer te verdelen. De fysiotherapeut komt dagelijks om hem te helpen met ademhalen en het verder mobiliseren.

**Toepassingstaak**

- De zorg voor de heer Van Deventer wordt aan jou overgedragen. Hierboven is een aantal medisch-technische gegevens vermeld die ook in het dossier staan. Beschrijf welke informatie volgens jou ontbreekt om de heer Van Deventer en zijn vrouw ondersteuning te kunnen bieden.

**Toepassingstaak**

- Schrijf een schriftelijke overdracht voor de collega's die de zorg voor de heer Van Deventer van je overnemen.

```
Schriftelijke overdracht




```

*Toekomstverwachting en gezondheidssituatie*
Na een week krijgt de heer Van Deventer de uitslag van de operatie. Dit gebeurt in een PA-gesprek waarbij patiënt en echtgenote en arts en verpleegkundige aanwezig zijn. De uitslag is een rectumcarcinoom, stadium pT4N2M1. Niet al het tumorweefsel kon verwijderd worden. Na deze mededeling neemt de arts de tijd om een en ander uit te leggen.
De heer en mevrouw Van Deventer geven aan dat de uitslag voor hen niet helemaal onverwacht komt. Ze hebben veel nagedacht en samen gepraat en voelden wel aan dat het niet goed zat allemaal. Het echtpaar heeft na de officiële uitslag nog wel behoefte na te praten met de verantwoordelijk verpleegkundige. Ze hebben na de mededeling van de arts dat de tumor uitgezaaid was, niet meer zo goed gehoord wat de dokter allemaal heeft verteld. Ze hebben nog enkele vragen.
- Wat is kanker eigenlijk en hoe kan het uitzaaien?
- Wie heeft het weefsel onderzocht en hoe kunnen ze zien dat het kwaadaardig is?
- Wat betekent stadium pT4N2M1?
- Waarom kon de tumor niet helemaal weggesneden worden?
- Nu de kanker niet helemaal is weggesneden, hoe lang heeft mijn man nog te leven en wat staat ons te wachten?

Anderhalve week na de operatie wordt de patiënt besproken in het multidisciplinair overleg (MDO). Hierbij zijn afdelingsarts, eerstverantwoordelijk verpleegkundige, diëtiste, maatschappelijk werkende en fysiotherapeut aanwezig. De zorgvrager heeft aangegeven dat hij behoefte heeft aan een gesprek met de maatschappelijk werker (dit wordt alle oncologiepatiënten aangeboden). De diëtiste zal de komende dagen uitleg geven over de voeding in relatie tot een stoma. Met betrekking tot stomazorg worden de volgende ontslagcriteria afgesproken:
- de patiënt kan zelf het stomazakje verwisselen en de stoma verzorgen;
- één van de naasten kan en wil het stomazakje verwisselen; dit is van belang in verband met de acceptatie en om bijvoorbeeld bij griep te kunnen helpen;
- de thuiszorg is geregeld in verband met vervanging van de plak en begeleiding.

De eerstverantwoordelijk verpleegkundige stemt in overleg de nazorg onderling af en neemt de bijstellingen mee in het individuele verpleegplan en later het ontslagplan. Dit verpleegplan wordt ook met de heer Van Deventer en zijn echtgenote doorgenomen.

**Strategietaak**
- Tijdens het MDO hebben de verschillende disciplines hun inbreng gehad. Het was jouw taak als verantwoordelijk verpleegkundige om in overleg de zorg onderling af te stemmen en de bijstellingen mee te nemen in het individuele verpleegplan van de heer Van Deventer en dit verpleegplan met hem en zijn echtgenote door te spreken. Verder wil jij ook het een en ander verwoorden. Beschrijf wat jij in het MDO zou willen inbrengen en waarom.

```
Bespreekpunten MDO




```

**Strategietaak**
- De verantwoordelijk verpleegkundige moet in de tweede

week van opname een deelnemer begeleiden, die vooral wil leren hoe ze stoma's moet verzorgen. De eerstejaars deelnemer is aan jou gekoppeld. De deelnemer heeft de leerdoelen met jou besproken en heeft aangegeven dat hij/zij graag wil leren de stoma van de heer Van Deventer te verzorgen.

Beschrijf hoe jij te werk gaat in deze situatie en beargumenteer de stappen die je neemt in de begeleiding van de deelnemer en de heer Van Deventer.

> Aantekeningen voor het begeleidingsplan

### Verloop

Drie weken na opname voldoet de heer Van Deventer aan de ontslagcriteria. Hij wil zelf ook graag naar huis, maar ziet er ook vreselijk tegenop.

Tijdens het PA-gesprek heeft de arts voorgesteld chemotherapie te geven, aangezien de patiënt metastasen heeft. Het gaat om een combinatie van 5 FU en leucovorin. De eerste gift zal over drie weken gegeven worden en hij zal hiervoor opgenomen worden op de verpleegafdeling in verband met zijn nog zwakke conditie. Hierna zal hij elke week terug moeten komen op de polikliniek voor een kuur. De heer en mevrouw Van Deventer hebben hierover nagedacht en hebben besloten gebruik te maken van deze vorm van palliatieve behandeling.

### Studieopdracht

- Verdiep je met behulp van de literatuur in de werking van cytostatica in het algemeen, wat het voordeel is van een combinatie van cytostatica en wat het principe is

van intermitterende toediening van cytostatica. Noteer drie aandachtspunten die aan de orde moeten komen in de voorlichting aan patiënten die intraveneus cytostatica krijgen, en vier maatregelen (materialen en handelingen) om jezelf te beschermen tegen ongewenste blootstelling aan cytostatica bij en na het toedienen hiervan.

> Aandachtspunten voorlichting
> 1
> 2
> 3
>
> Beschermingsmaatregelen
> 1
> 2
> 3
> 4

### Vervolg

Na twee maanden zie je de heer Van Deventer weer terug op de afdeling. De chemotherapie is niet aangeslagen, de (resten van) de tumor en de metastasen zijn gegroeid. Hij heeft veel pijn in zijn buik, die ook behoorlijk opgezet is. De kuur wordt gestopt en de arts start met het voorschrijven van zo nodig viermaal daags 1000 mg paracetamol.

### Toepassingstaak

- Beschrijf jouw verpleegkundige taken ten aanzien van de heer Van Deventer met betrekking tot pijn en pijnbestrijding. Geef tevens je (onderbouwde) mening over de in deze casus voorgeschreven pijnmedicatie (middel en dosering).

### Vervolg

De heer Van Deventer geeft aan zo lang mogelijk te willen

wachten met het gebruik van morfine: hij is bang voor verslaving en bang dat hij dan niets meer achter de hand heeft, mocht de pijn heel erg worden.

**Strategietaak**
- Beschrijf op welke manier en met welke motivatie jij een gesprek met de heer Van Deventer gaat voeren over pijnbestrijding met behulp van morfine.

*Vervolg*
De heer Van Deventer ligt nu al weer een tijdje op de afdeling. Hij gaat achteruit, hoewel de pijn nu redelijk onder controle is. De anders zo rustige en open man is de laatste tijd veranderd: hij belt vaker dan normaal, moppert als je niet snel genoeg komt, vraagt dan weer plompverloren: 'Zeg, waarom heb ik eigenlijk geen bestraling gehad, dat had misschien wel geholpen!' Zelfs zijn vrouw moet het soms ontgelden. Even denk je nog aan een hersenmetastase, maar die kans is bij deze tumorsoort heel erg klein. Je besluit eens rustig met hem en zijn vrouw te praten.

Notities

**Toepassingstaak**
- Geef aan waarom de heer Van Deventer volgens jou geen bestraling heeft gehad.
- Beschrijf de fasen of stadia die te onderscheiden zijn in een verwerkingsproces. Geef aan in welke fase de heer Van Deventer op dit moment verkeert en verklaar dat. Beschrijf wat je als verpleegkundige kunt doen om de zorgvrager (en partner) te helpen bij het verwerken van de mededeling dat hij niet meer beter kan worden.

*Vervolg*
De heer Van Deventer gaat langzaam achteruit, hij heeft moeite met lopen en komt zijn bed bijna niet meer uit. Zijn humeur wordt er niet beter op, nu hij zich ook nog gaat vervelen. Mevrouw Van Deventer vraagt zich af of er geen mogelijkheden zijn om hem wat tot rust te brengen, bijvoorbeeld met meditatie en ontspanningstechnieken, yoga of muziektherapie. Zij denkt dat haar man hiermee misschien gebaat is. Verder geeft mevrouw in deze fase aan dat zij haar man eigenlijk het liefst thuis zou willen hebben, zodat hij zijn laatste periode in zijn eigen omgeving kan doorbrengen. Zij is echter bang dat dit niet zal gaan lukken.

**Strategietaak**
- Wat acht jij mogelijk voor de heer en mevrouw Van Deventer met betrekking tot hun wens om naar huis te kunnen gaan en wat kun je concreet als verpleegkundige doen met de vraag over mogelijkheden op het vlak van de complementaire zorg?

Notities

## Projecttaak

- Gebruik de aantekeningen die je tijdens de taken hebt gemaakt. Met de projecttaak wordt een totaaloverzicht van de verpleegkundige zorg en begeleiding gegeven die in deze casus aan de orde is geweest.

De projecttaak bestaat uit het schrijven van een verpleegplan preoperatief, een verpleegplan postoperatief, een begeleidingsplan voor de zorgvrager en zijn naasten en een plan waarin activiteiten ter bevordering van de eigen deskundigheid en die van collega's is opgenomen.

### 1 Verpleegplan preoperatief

- Neem hierin potentiële verpleegproblemen mee op psychisch, somatisch en sociaal gebied.
- Neem hierin op een begeleidingsplan voor deze zorgvrager en zijn familie; denk daarbij aan informatie vanuit verschillende disciplines (wet WGBO) en de coördinerende taak die de verpleegkundige hierin heeft.
- Start de beschrijving van dit verpleegplan bij opname en stel het steeds bij tot aan ontslag (dus ook alles rondom het PA-gesprek).

### 2 Verpleegplan postoperatief

- Geef het belang van de vochtbalans aan voor deze zorgvrager, houd (zo mogelijk) de vochtbalans goed bij en leg inhoudelijk verbanden tussen alle gegevens die je verzamelt op deze balans.
- Geef een beschrijving van de wondgenezing, de voorwaarden die in deze casus aanwezig zijn voor een optimale wondgenezing en de verpleegkundige maatregelen die jij neemt om deze voorwaarden te bevorderen, verzorg (zo mogelijk) de wonden en doe verslag van de wondgenezing.

### 3 Begeleidingsplan

- Beschrijf vanaf het moment van opname een begeleidingsplan waarbij de begeleiding van de zorgvrager en zijn vrouw het uitgangspunt zijn.
- Schrijf een voorstel voor de omgang met de erg zieke, veel bellende zorgvrager. Postoperatief veroorzaakt het gedrag van de zorgvrager zowel verpleegproblemen als verpleegkundige problemen. Beschrijf in het voorstel hoe je hiermee om kunt gaan ten opzichte van de zorgvrager, zijn vrouw en het team. Bespreek het voorstel in het team.
- Geef zo mogelijk een beschrijving van de gesprekken die hebben plaatsgevonden in verband met het onderzoek, de behandeling en de ontwikkelingen rondom het ziektebeeld van de zorgvrager.
- Geef aan welke knelpunten je bent tegengekomen in de uitvoering van je begeleidingsplan en wat je hebt gedaan om deze knelpunten aan de orde te stellen en te verbeteren.
- De zorgvrager krijgt gedurende zijn verblijf om verschillende redenen pijnmedicatie. Bekijk de aantekeningen die je daarover hebt gemaakt en beschrijf hoe je dit hebt gehanteerd. Beschrijf hoe je de pijn en de pijnbestrijding met deze zorgvrager hebt besproken en (zo mogelijk) welke effecten dat op de zorgvrager heeft gehad.

### 4 Deskundigheidsbevordering

- Wat ga je doen en wat heb je gedaan om je eigen deskundigheid in dit ziektebeeld, de onderzoeken, de behandeling en begeleiding te bevorderen?
- Je begeleidt een deelnemer die wil leren stoma's te verzorgen. Hoe ben je hiermee omgegaan, zowel ten opzichte van de deelnemer als van de zorgvrager? Geef een reflectie op je eigen houding als verantwoordelijk verpleegkundige van de zorgvrager en als begeleider van de deelnemer.
- In de verpleegkundige zorg voor zorgvragers met kanker hebben veel ontwikkelingen plaatsgevonden die in deze casus niet aan de orde zijn geweest. Denk hierbij onder andere aan gespecialiseerde verpleegkundigen en aanvullende alternatieven op de reguliere behandeling. Beschrijf de deskundigen en eventuele instanties die in deze casus niet aan de orde zijn geweest. Op welk moment hadden zij ingeschakeld kunnen worden en wat hadden zij volgens jou kunnen bieden?

### 5 Extra: preventie en GVO

- Je hebt je in deze casus al meerdere malen gebogen over het toepassen van preventie en GVO. Daarbij heb je je beperkt tot preventie en GVO in de klinische zorg.

Kijk in de organisatie waar je de BPV voor je differentiatie doorloopt wat het beleid is voor preventie en GVO voor allochtonen. Onderzoek hoe dat beleid vertaald wordt op de werkplek binnen de organisatie.

Doe hetzelfde onderzoek bij een organisatie voor thuiszorg in je omgeving.

Analyseer de verschillen, trek hieruit conclusies en doe aanbevelingen hierover voor je eigen werkplek.

– Schrijf ter afsluiting van deze projecttaak een artikel voor het personeelsblad en/of organiseer hierover een themabijeenkomst op de werkplek.

Verpleegplan preoperatief

Deskundigheidsbevordering

Verpleegplan postoperatief

Preventie en GVO

Begeleidingsplan

## 3.4 CASUS: MEVROUW KLAASSEN MET EEN NEUROLOGISCHE AANDOENING

*Beeldvorming sociale situatie*

Mevrouw Klaassen is geboren in 1922. Mevrouw is inmiddels 50 jaar getrouwd. Ze heeft drie kinderen en vier kleinkinderen; die wonen allemaal ver weg (Groningen, Helmond en Leiden). Ze is altijd huisvrouw geweest, ze houdt van lezen en borduren. Mevrouw woont met haar man in een eengezinswoning in Naarden. Zij moeten traplopen omdat er geen mogelijkheden zijn om een bed beneden te plaatsen. De heer en mevrouw Klaassen hebben geen hulp thuis, ze doen alles nog samen en hebben altijd alles samen gedaan. De heer Klaassen heeft er heel veel moeite mee dat zijn vrouw plotseling opgenomen moest worden in het ziekenhuis. Ze waren tot nu toe altijd samen en deden ook alles samen. Ze is al eens eerder opgenomen geweest. Mevrouw heeft een kunstgebit en een gehoorapparaat.

*Beeldvorming gezondheidssituatie*

Mevrouw Klaassen is gevallen terwijl ze in de tuin was. Ze kon haar rechter lichaamshelft niet meer bewegen. Ze was misselijk en moest braken. Mevrouw is aanspreekbaar, begrijpt opdrachten wel maar kan niet uit haar woorden komen. Ze gebruikt thuis bloedverdunnende middelen omdat ze in het verleden is geopereerd aan haar halsslagader. Er is een buisje in het bloedvat geplaatst. De laatste dagen moest ze meer bloedverdunnende medicijnen slikken omdat haar bloed te dik is.

Mevrouw Klaassen is per ambulance vervoerd naar het ziekenhuis. Op de spoedeisende hulp is ze uitvoerig neurologisch onderzocht door de dienstdoende neuroloog. Ze heeft nog steeds een halfzijdige verlamming, braakt nog en is misselijk. Mevrouw heeft tevens last van hoofdpijn en ziet erg wazig. Mevrouw is bekend met obstipatieklachten. Ze rookt niet en drinkt geen alcohol. Op de spoedeisende hulp heeft mevrouw Klaassen direct een verblijfskatheter en een infuus gekregen. Ook is er een CT-scan gemaakt, er is laboratoriumonderzoek verricht (o.a. elektrolyten en bloedstolling) en er is een ECG (hartfilmpje) gemaakt. Aan de hand van de CT-scan heeft de neuroloog een bloeding geconstateerd in de linker hemisfeer. Hij heeft de patiënt en de familie direct ingelicht Mevrouw Klaassen wordt vervolgens opgenomen op afdeling neurologie, een basisverpleegafdeling.

**Studietaak**

- Fris je kennis over symptomen, onderzoeken, gevolgen en behandelmogelijkheden van hersenbloeding op met behulp van de literatuur in je opfrisschema en maak hiervan aantekeningen.

  Verdiep je met behulp van de theorie in de gevolgen van een hersenbloeding op lange termijn en maak met behulp van bovenstaande gegevens aantekeningen over aspecten van de beroepshouding die jij in deze situatie van belang acht.

> Aantekeningen

*Beeldvorming ziekenhuisopname*

Het beleid van de neuroloog is als volgt:

- opname op een basisverpleegafdeling;
- 24 uur observatie in afwachting van hoe de bloeding zich verder ontwikkelt: de toestand van mevrouw Klaassen kan verbeteren maar ook verslechteren;
- de arts heeft de antistolling gecoupeerd (vitamine K intraveneus);
- infuus en 24 uur niets per os;
- volledige bedrust;
- observatie van bloeddruk, pols, bewustzijn, pupil, temperatuur, EMV (eyes, motor, verbal).

Mevrouw Klaassen komt op een eenpersoonskamer. Dit is rustiger in verband met haar hoofdpijnklachten en omdat nog niet duidelijk is hoe de situatie zich gaat ontwikkelen.

De echtgenoot, zoon en twee dochters blijven de eerste 24 uur in het ziekenhuis of de directe omgeving.
Bij opname op de afdeling neemt de verpleegkundige de anamnese af. In dit geval gebeurt dit met de familie omdat mevrouw Klaassen slechts matig belastbaar is en spraak- en gehoorproblemen heeft. Mevrouw wordt verpleegd volgens de NDT-principes (neurodevelopmental treatment). Dit wordt haar en de familieleden uitgelegd. De verpleging voert de opdrachten en controles conform het verzoek van de arts uit. De rest van de eerste dag en nacht bleef de situatie van mevrouw Klaassen stabiel.

### Studietaak
- Bestudeer de verschillende benaderingsmethoden die voorgeschreven kunnen worden bij de behandeling van zorgvragers met een hersenbloeding. Bestudeer de NDT-principes en beschrijf wat de NDT-principes betekenen voor de zorgvrager, de naasten en de verpleegkundigen die betrokken zijn bij de zorg.

*Vervolg ziekenhuisopname*
Samenvatting van de verpleegkundige rapportage na de eerste dag:
- mevrouw Klaassen is goed aanspreekbaar, hoort redelijk tot goed met een gehoorapparaat;
- er is sprake van een halfzijdige verlamming rechts;
- ze heeft slikstoornissen;
- er is sprake van een halfzijdige gezichtsvelduitval (hemianopsie);
- het begrip van mevrouw Klaassen is goed, ze kan niet goed uit haar woorden komen als gevolg van een motorische afasie;
- ze is incontinent voor ontlasting;
- ze is heel moe en slechts matig belastbaar;
- er treden regelmatig spasmen op aan de aangedane zijde;
- ze klaagt over hoofdpijn.

De verpleegkundige maakt een verpleegplan. Verpleegproblemen die hierin aan de orde komen zijn:
- mevrouw Klaassen is volledig ADL-afhankelijk t.a.v. wassen, kleden, mobiliseren (houding) eten en drinken;
- ze heeft kans op decubitus, stomatitis, pneumonie, contracturen, obstipatie, smetten;

- ze kan zich verbaal niet uiten;
- ze is erg snel moe en matig belastbaar;
- ze heeft hoofdpijn;
- ze moet geobserveerd worden en observaties moeten doorgegeven worden aan de arts (pols, temperatuur, pupillen, bloeddruk, EMV, ademhaling, Barthel);
- ze is incontinent van ontlasting;
- ze heeft een verblijfskatheter en een infuus dat verzorgd moet worden;
- ze heeft spasmen aan de aangedane zijde;
- ze heeft slikstoornissen, krijgt niets per os en heeft kans op stomatitis;
- ze heeft halfzijdige gezichtsuitval, kan daardoor niet alles goed waarnemen;
- de familie heeft het moeilijk met de situatie, ze zijn verdrietig en onzeker, en hebben begeleiding nodig;
- mevrouw realiseert zich heel goed wat er gebeurd is, ze ervaart dit als een grote handicap en voelt onmacht.

### Toepassingstaak
- Maak een verpleegplan voor mevrouw Klaassen met deze verpleegproblemen en in deze verpleegsituatie. Je kunt daarbij gebruikmaken van standaardverpleegplannen van het ziekenhuis, van de databanken op internet of van voorbeelden uit boeken. Het uitgewerkte verpleegplan is een onderdeel van de projecttaak.

| Verpleegplan |
|---|
|  |

Begeleidingsplan

*Beeldvorming verpleegproces*

Tijdens de eerste 24 uur zijn er geen bijzonderheden voorge-
vallen. De situatie van mevrouw Klaassen is stabiel en
lijkt zelfs iets te verbeteren. Dit werd besproken met de
neuroloog en deze is tevreden. Het nieuwe beleid wordt
vastgesteld.

– Controles en observaties worden gecontinueerd.
– Er mag voorzichtig gekeken worden of mevrouw wat
  kan eten en drinken: de slikreflex wordt gecontroleerd
  met behulp van verdikt water. Dit blijkt goed te gaan. In
  gewoon water verslikt ze zich. Daarom krijgt ze een dik
  vloeibaar dieet.
– In verband met de matige belastbaarheid is het nog te
  vroeg om logopedie en ergotherapie in te schakelen.
– Mevrouw Klaassen moet nog een week bedrust houden,
  de fysiotherapeut wordt ingeschakeld om haar 'door te
  bewegen' op bed.

**Strategietaak**

• De verantwoordelijk verpleegkundige moet in de eerste
  week van opname een eerstejaars deelnemer begeleiden,
  die met name het toepassen van de basiszorg wil leren.
  De eerstejaars deelnemer is aan jou gekoppeld. Hij/zij
  heeft zijn/haar leerdoelen met jou besproken en heeft
  aangegeven dat hij/zij graag het toepassen van basiszorg
  wil leren door mevrouw Klaassen te verzorgen.
  Beschrijf hoe jij te werk gaat in deze situatie en beargumenteer de stappen die je neemt in de begeleiding van de
  deelnemer en mevrouw Klaassen.

*Vervolg verpleegproces*

Na een week start mevrouw Klaassen met voorzichtig mobiliseren onder begeleiding van de fysiotherapeut. In het begin
gaat dit nog erg matig, omdat mevrouw erg snel vermoeid
is. De zitbalans blijkt erg slecht te zijn. Dit is een reden om
haar te mobiliseren met behulp van een tillift, tevens krijgt
ze een speciale rolstoel die haar zithouding goed kan ondersteunen: de RTH-stoel.

Haar parese-arm wordt extra ondersteund om schouderklachten tegen te gaan. Mevrouw heeft nog steeds een volledige parese van haar rechter lichaamshelft. Ze heeft er forse
spasmen in ontwikkeld.

**Toepassingstaak**

• Bekijk cd-roms, videopresentaties en informatiemateri-
  aal over hulpmiddelen. Kies uit de aangeboden hulpmiddelen enkele die mevrouw Klaassen, de naasten en de

zorgverleners ondersteuning kunnen bieden.
Geef van deze hulpmiddelen een korte schets, beschrijf de argumenten die jij hebt om deze hulpmiddelen in deze situatie te gebruiken en leg dit voor in een teambespreking.

**Toepassingstaak**

- Het verpleegplan moet voortdurend worden geactualiseerd: bestaande doelen worden bijgewerkt, nieuwe doelen worden toegevoegd.
  Stel het eerder ontwikkelde verpleegplan bij op basis van de volgende 'tussenstand' van verpleegproblemen en situationele omstandigheden.
    - Mevrouw Klaassen is op dit moment nog volledig ADL-afhankelijk.
    - Ze heeft nog onveranderd kans op decubitus, stomatitis, pneumonie, contracturen, obstipatie en smetten.
    - Ze kan zich verbaal niet goed uiten.
    - Ze blijft nog matig belastbaar, maar het gaat langzaam vooruit.
    - Ze heeft geen hoofdpijn meer.
    - Ze hoeft minder frequent geobserveerd te worden.
    - Ze is nog incontinent van ontlasting.
    - Ze heeft nog een verblijfskatheter, het infuus is verwijderd.
    - Ze heeft nog forse spasmen in de aangedane zijde.
    - Ze heeft een dik vloeibaar dieet.
    - Ze ondervindt toenemend problemen met haar halfzijdige gezichtsvelduitval.
    - De familie blijft zeer onzeker en emotioneel.
    - De echtgenoot is op de afdeling van 10.00 tot 17.00 en van 19.00 tot 21.00 uur.

Bijstelling verpleegplan

*Voortgang verpleegproces*

In week 3 heeft mevrouw Klaassen geen hoofdpijn meer en is ze toenemend belastbaar. Wel wordt ze steeds verdrietiger omdat ze steeds beter doorkrijgt wat er aan de hand is en dat ze afhankelijk is van iedereen. De verpleging heeft besloten dat het goed is dat ze naar zaal verhuist. Ze krijgt hierdoor wat meer prikkels en afleiding. Omdat ze nu beter belastbaar is, is er ook gestart met ADL-training. Ze wast zich intussen van boven zelf (op bed) maar heeft hier wel begeleiding bij nodig. De rest wordt gedaan door de verpleegkundige. Mevrouw heeft inmiddels obstipatieklachten door haar immobiliteit. Daarom is gestart met lactulose en een laxerend dieet. Zo nodig wordt ze extra gelaxeerd door de verpleging.
De zitbalans blijft slecht en het mobiliseren gaat onveranderd met behulp van de tillift in een speciale rolstoel. Mevrouw Klaassen kan nu anderhalf uur aaneen in de rolstoel zitten. De spraak lijkt wat vooruit te gaan, ze kan zich wat beter verstaanbaar maken maar heeft hier wel tijd voor nodig. De logopediste is inmiddels met de therapie gestart. Mevrouw houdt veel last van spasmen in de aangedane lichaamshelft, met name in haar arm. De verpleegkundigen

proberen dit in samenwerking met de fysiotherapeut tegen te gaan door middel van doorbewegen van schouder en arm volgens de NDT-methode. Ze klaagt over schouderpijn, een veel voorkomend probleem bij zorgvragers met een CVA. Mevrouw Klaassen kan inmiddels zelfstandig eten en drinken (dik vloeibaar); het eten moet wel goed voorgezet worden. Ze heeft momenten dat ze vrolijk is, maar ook verdrietige en opstandige momenten. Dit reageert ze vooral af op haar man. De echtgenoot blijft trouw iedere dag van 10.00 tot 17.00 uur en van 19.00 tot 21.00 uur komen. De verpleegkundigen zien dat het allemaal erg moeilijk is voor de heer Klaassen, zowel fysiek als psychisch. Dit houdt niemand vol en er wordt besloten met hem te gaan praten.

### Toepassingstaak

- Bereid je voor op het gesprek met de heer Klaassen. Houd daarbij rekening met het feit dat het echtpaar al lange tijd alles samen doet en de heer Klaassen zich erg eenzaam voelt sinds zijn vrouw in het ziekenhuis ligt. Maak van de voorbereidingen op het gesprek een notitie waarin je aangeeft met welke doelstelling je het gesprek aangaat, hoe je dat doel wilt bereiken en welke argumenten en welke alternatieven je kunt aanreiken waardoor de heer Klaassen kan meewerken zonder een schuldgevoel aan het verminderen van de bezoeken over te houden.

Aandachtspunten gesprek

*Toekomstverwachting en gezondheidsituatie*
Aan het eind van de derde week is duidelijk geworden dat de toestand van mevrouw Klaassen niet snel vooruitgaat. De halfzijdige verlamming blijft aanwezig. Ze heeft zeer veel hulp nodig bij de ADL. Ze kan niet terugkeren naar huis. In het multidisciplinair overleg (MDO) vindt een uitgebreid overleg plaats tussen arts, verpleegkundige, fysiotherapie, ergotherapie, logopedie en er wordt geconcludeerd dat een aanvraag voor plaatsing in het verpleeghuis wordt ingediend. De vraag betreft een chronische, somatische plaats.
In hetzelfde MDO wordt aangekaart dat mevrouw het psychisch erg moeilijk heeft en dat ook haar man eraan onderdoor dreigt te gaan. De verpleging heeft ondertussen al met de echtgenoot gesproken en met hem afgesproken dat hij het bezoek in de ochtend en de avond gaat afbouwen, omdat hij het anders ook niet volhoudt. In de praktijk blijkt dit nog erg moeilijk voor de heer Klaassen en in het MDO wordt besloten dat maatschappelijk werk hem hierin gaat begeleiden. De heer Klaassen gaat hiermee akkoord. De heer en mevrouw Klaassen weten dat ze ook altijd terug kunnen vallen op de verpleegkundige.
Mevrouw Klaassen heeft een erg vol programma met therapie enzovoort en de verpleging houdt een extra oogje in het zeil, als er wat is kan ze altijd bellen. De neuroloog komt nog zeker driemaal per week op de afdeling, maar de nadruk ligt nu vooral op revalidatie; het streven naar een zo groot mogelijke zelfstandigheid van de patiënt.

### Toepassingstaak

- Je bent als verantwoordelijk verpleegkundige betrokken bij het MDO. In dit overleg vertegenwoordig jij mevrouw Klaassen en je wilt goed voorbereid het overleg in. In het MDO hebben de verschillende disciplines hun inbreng. Het is jouw taak als verantwoordelijk verpleegkundige om in overleg de zorg onderling af te stemmen en de bijstellingen mee te nemen in het individuele verpleegplan van mevrouw Klaassen en dit verpleegplan door te spreken met mevrouw en haar echtgenoot. Daarnaast wil jij ook het een en ander verwoorden. Beschrijf wat jij in het MDO zou willen inbrengen.

Bespreekpunten MDO

*Vervolg verpleegproces*

Het CVA is nu inmiddels vijf weken geleden. Mevrouw Klaassen is nog wel wat vooruitgegaan. Dit is vooral te merken aan de belastbaarheid. Emotioneel is ze ook wat rustiger geworden. Ze blijft onveranderd ADL-afhankelijk. Ze wast zich van boven zelf, verder krijgt ze volledige hulp. De voeding is gewijzigd in 'normale dranken' en gemalen eten. Ze komt uit bed met behulp van de tillift in een speciale rolstoel. De verblijfskatheter is inmiddels verwijderd en mevrouw is continent van ontlasting en urine. Ze houdt nog wel last van obstipatieklachten ondanks de hulpmiddelen lactulose, laxerend dieet (denk aan pruimen, bruin brood enz.). De spasmen in de arm zijn er nog steeds evenals de schouderklachten, maar de klachten zijn wel afgenomen. Het gezichtsveld is nog wel beperkt maar mevrouw kan dit zelf goed corrigeren.

Inmiddels is een plaats in het verpleeghuis aangevraagd en de indicatiecommissie heeft de indicatie goedgekeurd: chronisch-somatisch. Dit hele traject is emotioneel erg moeilijk geweest voor de heer en mevrouw Klaassen en af en toe zijn ze nog steeds erg verdrietig. Gelukkig kunnen ze ook nog terugvallen op de kinderen hoewel die weinig op bezoek komen in verband met hun drukke werkzaamheden en de afstand. Verder is het 'netwerk' van de heer en mevrouw Klaassen bijzonder klein. Ze zijn altijd erg op zichzelf geweest. Mevrouw is nu medisch 'uitbehandeld' en wacht op een

plaats in het verpleeghuis. Ze gaat driemaal per week een ochtend en eenmaal per week een middag naar de activiteitenbegeleiding van het ziekenhuis. Verder krijgt ze op werkdagen tweemaal daags fysiotherapie en/of logopedie. Ze mag inmiddels een dagje met verlof, maar dit komt slechts sporadisch voor omdat de echtgenoot het niet aankan en de kinderen onvoldoende mogelijkheden zien hierin te ondersteunen. Mevrouw ligt op een achtpersoonskamer waarvan de patiëntenpopulatie vrij snel wisselt. Er is nog een dame die langdurig op het verpleeghuis wacht. De verpleging probeert zoveel mogelijk aandacht aan mevrouw te besteden maar er zijn veel zorgvragers die aandacht nodig hebben.

**Projecttaak**

- Gebruik de aantekeningen die je tijdens de taken hebt gemaakt. Met de projecttaak wordt een totaaloverzicht van de verpleegkundige zorg en begeleiding gegeven die in deze casus aan de orde is geweest. De projecttaak bestaat uit het schrijven van een verpleegplan, een bijstelling van het verpleegplan, een begeleidingsplan voor de zorgvrager en zijn naasten, een overdrachtsrapportage voor het verpleeghuis en een plan waarin activiteiten ter bevordering van de eigen deskundigheid en die van anderen is opgenomen.

*1 Verpleegplan*
- Neem hierin potentiële verpleegproblemen mee op psychisch, somatisch en sociaal gebied.
- Neem hierin een begeleidingsplan op voor deze zorgvrager en zijn familie; denk daarbij aan informatie vanuit verschillende disciplines (wet WGBO) en de coördinerende taak die de verpleegkundige hierin heeft.
- Start de beschrijving van dit verpleegplan bij opname en stel het steeds bij tot aan ontslag.

*2 Bijstelling verpleegplan*
- Geef een overzicht van de wekelijkse bijstelling van het verpleegplan.
- Geef aan welke activiteiten aangeboden en gepland moeten worden en op welke manier, om te voorkomen dat mevrouw Klaassen in een sociaal isolement terechtkomt.

## 3 Begeleidingsplan

– Beschrijf vanaf het moment van opname een begeleidingsplan waarbij de begeleiding van de zorgvrager en haar man het uitgangspunt zijn.
– Schrijf een voorstel voor de omgang met de wisselende emoties van de zorgvrager.
– Bespreek het voorstel in het team.
– Geef zo mogelijk een beschrijving van de gesprekken die hebben plaatsgevonden in verband met het onderzoek, de behandeling en de ontwikkelingen rondom het ziektebeeld van de zorgvrager.
– Geef aan welke knelpunten je bent tegengekomen in de uitvoering van je begeleidingsplan en wat je hebt gedaan om deze knelpunten aan de orde te stellen en te verbeteren.

## 4 Deskundigheidsbevordering

– Wat ga je doen en wat heb je gedaan om je eigen deskundigheid te aanzien van dit ziektebeeld, de onderzoeken, de behandeling en begeleiding te bevorderen?
– Je begeleidt een eerstejaars deelnemer die wil leren basiszorg te verlenen. Hoe ben je hiermee omgegaan, zowel ten opzichte van de deelnemer als van de zorgvrager? Geef een reflectie op je eigen houding als verantwoordelijk verpleegkundige van de zorgvrager en als begeleider van de deelnemer.
– In de verpleegkundige zorg voor zorgvragers met een hersenbloeding hebben veel ontwikkelingen plaatsgevonden die in deze casus niet aan de orde zijn geweest. Denk hierbij onder andere aan gespecialiseerde verpleegkundigen en aanvullende alternatieven op de reguliere behandeling. Beschrijf de deskundigen en eventuele instanties die in deze casus niet aan de orde zijn geweest. Op welk moment hadden zij ingeschakeld kunnen worden en wat hadden zij volgens jou kunnen bieden?
– Er zijn veel jongerejaars deelnemers op de neurologische afdeling waar jij werkt. Zij kunnen hier veel leren, vooral op het gebied van basiszorg en begeleiding. Je hebt opgemerkt dat deze deelnemers vaak te weinig kennis hebben van de ziektebeelden en de bijbehorende onderzoeken en behandeling. Daardoor kunnen ze vaak moeilijk begrijpen wat een bepaalde verpleegmethodiek inhoudt. De afdelingsleiding heeft jou gevraagd om een overzicht te maken van de meest voorkomende ziektebeelden en de bijbehorende behandeling en verpleegkundige methodieken, met daarbij een scholingsplan voor de eerste- en tweedejaars deelnemers die de BPV op jullie afdeling doorlopen.
– Organiseer een themabijeenkomst over de verpleging van zorgvragers met een hersenbloeding. De bijeenkomst duurt ongeveer 45 minuten. Bereid je voor en verzorg de themabijeenkomst.

## 5 Overdrachtsrapportage verpleeghuis

– Mevrouw Klaassen kan binnenkort verhuizen naar de chronisch-somatische afdeling van het verpleeghuis. Zij en haar man moeten hierop worden voorbereid. Beschrijf in een plan hoe je dit gaat aanpakken, wetend dat zij er beiden erg tegenop zien en het beschouwen als een eindstation. De gebeurtenis betekent voor hen een einde aan hun samenzijn.
– Schrijf de overdracht van mevrouw Klaassen aan het verpleeghuis.

## 6 Extra: coördinatie

– Je bent in deze casus al bezig geweest met het coördineren van de zorg. Daarbij heb je je beperkt tot de coördinatie van de klinische zorg.
Kijk in de organisatie waar je de BPV voor je differentiatie doorloopt wat het beleid is ten aanzien van coördinatie van zorg. Onderzoek hoe dat beleid vorm krijgt in de visie op verplegen, en hoe het past binnen het verpleegmodel van waaruit de werkplek zorg verleent.
Doe hetzelfde onderzoek bij een organisatie voor thuiszorg in je omgeving.
Analyseer de verschillen, trek hieruit conclusies en doe aanbevelingen hierover voor je eigen werkplek.
– Schrijf ter afsluiting van deze projecttaak een artikel voor het personeelsblad en/of organiseer hierover een themabijeenkomst op de werkplek.

Verpleegplan

Deskundigheidsbevordering

Bijstelling verpleegplan

Overdrachtsrapportage verpleeghuis

Begeleidingsplan

Extra: coördinatie

## 3.5 CASUS: DE HEER JANSEN MET VERGROEIINGEN AAN ZIJN VOETEN

*Inleiding*

De heer Jansen moet geopereerd worden aan zijn beide grote tenen. Hij wordt hiervoor opgenomen op de afdeling kortdurende zorg van een algemeen ziekenhuis. De afdeling kortdurende zorg is verdeeld in twee units: de unit dagverpleging en de unit kortdurende zorg. De unit dagverpleging kent acht kinderbedden, twintig bedden voor volwassenen en is 's avonds en 's nachts gesloten. De unit kortdurende zorg telt 24 bedden en in principe komen alle specialismen voor op de afdeling: KNO, oogheelkunde, gynaecologie, orthopedie, urologie, plastische chirurgie, chirurgie, interne, neurologie, kindergeneeskunde en anesthesie (pijn). De opname-indicatie van patiënten die hier komen is van dusdanige aard dat er geen complicaties worden verwacht. Ook geldt als criterium dat de patiënt niet cardiaal (of pulmonaal) belast mag zijn. Er werken 38 medewerkers, waarvan 26 verpleegkundigen (ca. 17 fte) op de afdeling, vooral parttimers. De afdeling zit qua verpleegsysteem in de overgangssituatie naar patiëntgericht verplegen, vaak worden nog per dienst de zorgvragers verdeeld onder het aanwezige personeel. De leiding van de afdeling ligt in handen van een afdelingshoofd en een teamleider.

*Beeldvorming sociale situatie*

De heer Jansen is een 43-jarige man en hij wordt opgenomen op de afdeling voor een operatie aan zijn teen. Hij is gehuwd en heeft twee kinderen, van 9 en 11 jaar. De heer Jansen werkt bij KPN als administratief medewerker en hij is vrijwel nooit ziek. Op 19-jarige leeftijd kreeg de heer Jansen last van vergroeiingen aan beide voeten. Die had hij waarschijnlijk daarvoor ook al, maar toen had hij er nog geen last van. Hij is destijds naar de huisarts geweest die hem doorgestuurd heeft naar orthopeed. Deze heeft steunzolen aan laten meten. De steunzolen heeft de heer Jansen altijd trouw gedragen en verdere controle was niet noodzakelijk tot mei van dit jaar. Hij kreeg last van kneuzingen in zijn voet die hij met hardlopen opliep. Dit was erg pijnlijk. De orthopeed gaf aan dat de heer Jansen behoorlijke vergroeiingen had en stelde een operatie voor.

*Beeldvorming gezondheidssituatie*

De heer Jansen ondervindt problemen bij het aantrekken van en het lopen in de schoenen. De vergroeiing ('bobbel') bij de grote teen schuurt tegen de binnenkant van de schoen. Op een gegeven moment was het niet meer mogelijk om in 'gewone' schoenen te lopen en hij maakt daarom gebruik van sportschoenen. Hij vond nieuwe schoenen ook erg vervelend: die moesten eerst ingelopen worden.
De heer Jansen houdt van sporten: hardlopen en skiën. Hij heeft dit uiteindelijk moeten opgeven, omdat het te pijnlijk werd. Hij kreeg steeds meer last van kneuzingen en schuren van de tenen over elkaar heen waardoor blaren op de tenen ontstonden.

### Studietaak

• Fris je kennis over symptomen, onderzoeken en behandelmogelijkheden voor zorgvragers met een orthopedische vergroeiing aan de tenen op met behulp van de literatuur in je opfrisschema en maak hiervan aantekeningen.
Verdiep je in de betekenis van kortdurende zorg en maak met behulp van bovenstaande gegevens aantekeningen over aspecten van de beroepshouding die jij in deze situatie van belang acht.

Aantekeningen

*Behandeling*

De heer Jansen vindt zelf dat er nu maar eens wat aan moet gebeuren. Een operatie vindt hij een goede optie. Hij was zelf ook al creatief geweest in het vinden van oplossingen voor zijn probleem. Hij had bijvoorbeeld in Duitsland spalkjes gezien die je op de voet kon zetten. Ook heeft hij 'oplossingen' gezocht in de alternatieve geneeskunde en de pijnbestrijding, maar hij is hier verder niet actief mee bezig geweest.

De orthopeed stelde bij het bezoek aan de polikliniek direct een operatie voor. De arts gaf summiere informatie over wat er dan zou gebeuren. Voor de heer Jansen was deze informatie voldoende en duidelijk. Hij had geen behoefte aan meer informatie. De orthopeed had hem verteld dat het ging om een pijnlijke ingreep en hij vond het prettig om dit van tevoren te weten.

### Toepassingstaak

- Een van de problemen op de afdeling kortdurende zorg is dat de verpleging vaak niet op de hoogte is van de informatie die de zorgvrager heeft gekregen over de behandeling die hij/zij ondergaat De zorgvrager wordt vaak kort voor de ingreep opgenomen. Niet het meest geschikte moment om informatie te geven. Dit probleem wordt door meerdere mensen ervaren en er is afgesproken dat er bij opname op constructieve wijze bekeken wordt wat de zorgvrager van de opname en de ingreep weet en of hij/zij nog vragen heeft. Dit onderzoekje is onderdeel van een project om de kwaliteit van de communicatie met de verschillende disciplines te verbeteren maar ook om inzicht te krijgen in de beste manier van informatie geven aan zorgvragers.

  Aan jou is gevraagd om een kort en bondig vragenlijstje te construeren dat gebruikt kan worden om snel op de hoogte te komen van de informatie die verstrekt is aan de zorgvragers. Ontwikkel het vragenlijstje, leg het aan collega's voor en stel het eventueel bij. Ga met behulp van het vragenlijstje na welke hiaten er in de voorlichting zitten en wat de consequenties daarvan zijn.

### Beeldvorming verpleegproces

Op woensdag wordt de heer Jansen in nuchtere toestand opgenomen. Er is niet veel tijd voor een uitgebreid praatje, maar de informatie die hij krijgt van de verpleegkundige over de operatie tijdens het opnamegesprek vindt hij voldoende.

Na de operatie heeft de heer Jansen veel pijn. Nadat de rug-

Concept vragenlijstje

genprik is uitgewerkt, komt de pijn in alle hevigheid opzetten. In eerste instantie dacht hij dat hij het wel zou kunnen uithouden ('groot doen'), maar 's avonds vraagt hij toch om pijnmedicatie. Hij krijgt 20 mg dipidolor i.m. Dit heeft hem goed geholpen. Daarna heeft hij voldoende aan de orale pijnmedicatie (Naproxen). Dit medicijn wordt hem twee keer per dag aangeboden.

Op de avond van de operatiedag krijgt de heer Jansen problemen bij het plassen. De plas 'loopt gewoon weg', zonder dat hij het aan voelt komen. Hij vindt dit een zeer vervelende, gênante ervaring. Er was hem medegedeeld dat wanneer de verpleegkundige een harde onderbuik of pijn in de onderbuik niet zou constateren, hij dit door moest geven in verband met een eventuele overloopblaas. Hij had rond 20.30 uur pijn in zijn buik en werd eenmalig gekatheteriseerd (700 ml blaasinhoud). Daarna ging het plassen niet gelijk vlekkeloos, het was pijnlijk en er kwamen steeds kleine beetjes. Toch heeft hij er verder geen problemen meer mee gehad.

Op donderdag start de heer Jansen met behulp van de fysiotherapie de mobilisatie. Hij leert op zijn hakken staan en lopen met behulp van een looprek. Hij heeft erg veel pijn tijdens de oefeningen. Hij zet zelf vraagtekens bij het snelle mobilisatieschema. Hij vraagt zich af of enige rust niet beter zou zijn voor het genezingsproces. Tijdens het oefenen met de fysiotherapeut had meneer veel pijn en hij had de eerste keer aangegeven dat hij wilde stoppen in verband met de pijn. De fysiotherapeut was voortvarend aan het werk gegaan, maar volgens de heer Jansen ging het allemaal te snel. Hij weet dat hij de eerste zes weken op zijn hakken moet lopen.

Op vrijdag leert de heer Jansen traplopen. De therapie is nog steeds erg pijnlijk en hij ziet ertegenop om eraan te beginnen.

### Toepassingstaak

• De heer Jansen gaat morgen naar huis en zal zelf de wonden aan zijn voeten gaan verzorgen. Schrijf een instructie over de wondverzorging die hij stap voor stap kan volgen. Probeer zelf uit of de instructie logisch is opgebouwd, uitvoerbaar en duidelijk is.
  Instrueer de heer Jansen over de wondverzorging en geef hem de instructie mee naar huis.

---

Instructie wondverzorging

---

*Ontslag*

Op zaterdag gaat de heer Jansen met ontslag. Hij krijgt de controleafspraak voor de orthopeed mee en de verpleegkundige drukt hem nogmaals op het hart dat hij alleen op zijn hakken mag lopen.

De heer Jansen zag het genezingsproces niet somber in; hij liet het wel op zich af komen. Voor de operatie heeft hij tot aan de opnamedag doorgewerkt. Hoe lang hij na de operatie uit de running zal zijn weet hij niet precies, een maand tot zes weken. Uit telefonisch contact drie weken na ontslag blijkt dat het goed met hem gaat. Hij heeft thuis veel gezeten en gelegen. Zijn voeten zijn nog steeds dik. In eerste instantie heeft hij gebruikgemaakt van een looprekje en nu redt hij zich aardig met behulp van krukken. Het traplopen ging

veel beter in vergelijking met het oefenen in het ziekenhuis. Meneer is inventief geweest om pijnlijke hakken te voorkomen: hij heeft vooral op sokken gelopen waarin hij verzachtende stukken had genaaid.

De heer Jansen vertelt dat hij twee weken geleden positief was over zijn herstel en vol goede moed naar de polikliniek ging voor controle en om de hechtingen te laten verwijderen. Nadien kreeg hij echter last van de voeten, het gaf een gevoel alsof ze gekneusd waren en ze blijven nog steeds opgezwollen. Dit valt hem tegen.

Over tien dagen worden er röntgenfoto's gemaakt om te kijken of de teen op de juiste wijze is gezet. De heer Jansen vindt dit spannend, hij is benieuwd wat de uitslag zal zijn. Een paar dagen geleden heeft hij zelf handmatig de teen van zijn linkervoet recht getrokken. Deze voet was aldoor al pijnlijker en de pezen bij zijn grote teen leken voortdurend te verschieten en dat was pijnlijk. Hij vraagt zich af of hij dit wel mocht doen, maar hij heeft er nu geen last meer van! Hij loopt sinds een week op sloffen, dit gaat goed, al blijft de linkervoet erg gevoelig. Dit was al zo in het ziekenhuis. De wond is mooi genezen. De heer Jansen heeft droge voeten met kloofjes, maar hij denkt dat dit niets met de operatie te maken heeft. Hij heeft meer last gekregen van zijn knieën door het lopen op hakken. Hij doet zelf veel oefeningen om conditioneel goed in vorm te blijven. Hij slaapt 's nachts met een kussen tussen zijn knieën en zorgt ervoor dat de binnenkant van zijn voeten niet op de matras kunnen komen. Hij gaat eenmaal per week naar de trombosedienst om zijn bloed te laten prikken. Momenteel is hij goed ingesteld door middel van antistolling.

Terugkijkend op de opname betwijfelt hij of hij zich nog een keer zou laten opereren in geval een aanvullende operatie noodzakelijk zou zijn. Hij heeft zijn bedenkingen over het resultaat en is benieuwd naar de röntgenfoto's.

De heer Jansen is nog niet weer aan het werk, hij is thuis bezig met de voorbereiding van een project via de computer. Hij vindt het prettig om op deze manier toch wat te kunnen doen.

### Projecttaak

• Gebruik de aantekeningen die je tijdens de taken hebt gemaakt. Met de projecttaak wordt een totaaloverzicht van de verpleegkundige zorg en begeleiding gegeven die in deze casus aan de orde is geweest.

De projecttaak bestaat uit het schrijven van een verpleegplan, een bijstelling van het verpleegplan, een begeleidingsplan voor de zorgvrager en zijn naasten en een plan waarin activiteiten ter bevordering van de eigen deskundigheid en die van anderen is opgenomen.

## 1 Verpleegplan

- Neem hierin potentiële verpleegproblemen mee op psychisch, somatisch en sociaal gebied.
- Neem hierin op een begeleidingsplan voor deze zorgvrager en zijn familie; denk daarbij aan informatie vanuit verschillende disciplines (wet WGBO) en de coördinerende taak die de verpleegkundige hierin heeft.
- Start de beschrijving van dit verpleegplan bij opname en stel het steeds bij tot aan ontslag.

## 2 Begeleidingsplan

- Beschrijf vanaf het moment van opname een begeleidingsplan waarbij de begeleiding van de zorgvrager en zijn gezin het uitgangspunt zijn.
- Schrijf een voorstel over de omgang met de ideeën die de heer Jansen heeft over het mobiliseren.
- Geef een beschrijving van de informatie die de heer Jansen heeft ontvangen over de opname, behandeling en de fysiotherapie.
- Geef aan welke knelpunten je bent tegengekomen in de uitvoering van je begeleidingsplan en wat je hebt gedaan om deze knelpunten aan de orde te stellen en te verbeteren.

## 3 Deskundigheidsbevordering

- Wat ga je doen en wat heb je gedaan om je eigen deskundigheid in dit ziektebeeld t.a.v. de onderzoeken, de behandeling en begeleiding te bevorderen?
- Je begeleidt een tweedejaars deelnemer die een stage van 15 weken op de afdeling kortdurende zorg doorloopt. Zij wil vooral veel leren op het gebied van verpleegtechnische vaardigheden. Beschrijf hoe je de begeleiding van de tweedejaars deelnemer bent gestart en op welke manier de begeleiding heeft plaatsgevonden. Hoe ben je hiermee omgegaan, zowel ten opzichte van de deelnemer als van de zorgvrager? Geef een reflectie op je eigen houding als verantwoordelijk verpleegkundige van de zorgvrager en als begeleider van de deelnemer.

- In de verpleegkundige zorg voor zorgvragers met orthopedische vergroeiingen hebben veel ontwikkelingen plaatsgevonden die in deze casus niet aan de orde zijn geweest. Denk hierbij onder andere aan gespecialiseerde verpleegkundigen en aanvullende alternatieven op de reguliere behandeling. Beschrijf de deskundigen en eventuele instanties die in deze casus niet aan de orde zijn geweest. Op welk moment hadden zij ingeschakeld kunnen worden en wat hadden zij volgens jou kunnen bieden?

- Er zijn veel jongerejaars deelnemers op de afdeling kortdurende zorg waar jij werkt. Zij kunnen hier veel leren, vooral op het gebied van verpleegtechnische vaardigheden en begeleiding in de kortdurende zorg. Je hebt opgemerkt dat deze deelnemers vaak te weinig ervaring hebben/krijgen om bekwaam te blijven, terwijl dat een van de uitgangspunten van de wet BIG is geweest. Ook voor de vaste medewerkers van de afdeling kortdurende zorg is dat een probleem. De afdelingsleiding heeft jou gevraagd om de verpleegtechnische vaardigheden die op de afdeling voorkomen te inventariseren en daar een overzicht van te maken, met daarbij een scholingsplan voor de vaste medewerkers van de afdeling.
Tevens wordt jou gevraagd aan te geven welke verpleegtechnische vaardigheden eerste-, tweede- en derdejaars deelnemers op jullie afdeling kunnen leren. Deze inventarisatie zal gebruikt worden om een leerplaatsprofiel te maken waardoor het de deelnemers duidelijk is wat er op deze afdeling geleerd kan worden tijdens de BPV.

- Organiseer een themabijeenkomst over de wet BIG en de specifieke eisen die de wet stelt aan het bevoegd en bekwaam blijven van het verplegend team op deze afdeling.

## 4 Extra: preventie en GVO

- Je bent in deze casus al bezig geweest met preventie en GVO. Preventie en GVO hebben op de afdeling kortdurende zorg een specifieke betekenis omdat zorgvragers kort voor de behandeling arriveren en dat is niet het meest geschikte moment om informatie en instructie te geven. Bovendien werken jullie met veel verschillende specialismen die niet hetzelfde protocol hanteren bij het informeren van de zorgvragers. Daarbij komt dat elke zorgvrager anders is en dat de behoefte aan informatie niet voor een ieder hetzelfde is. Je hebt inmiddels een vragenlijstje ontwikkeld om snel te achterhalen welke informatie de zorgvrager heeft ontvangen.

Werk de verkregen informatie uit en bespreek je bevindingen in het team. De informatie moet aanleiding zijn tot het ontwikkelen van een voorlichtings-protocol dat voor alle specialismen gehanteerd kan worden.

Kijk in de organisatie waar je de BPV voor je differentiatie doorloopt wat het beleid is ten aanzien van preventie en GVO. Onderzoek hoe dat beleid vertaald wordt in een visie op verplegen, en hoe het past binnen het verpleegmodel van waaruit de werkplek zorg verleent. Ontwikkel een protocol ten behoeve van de voorlichting aan zorgvragers die opgenomen worden op de afdeling kortdurende zorg.

– Schrijf ter afsluiting van deze projecttaak een artikel voor het personeelsblad of organiseer hierover een themabijeenkomst op de werkplek.

Verpleegplan

Deskundigheidsbevordering

Begeleidingsplan

Preventie en GVO

## 3.6   CASUS: DE HEER GREEF MET EEN LONGTUMOR

*Beeldvorming sociale situatie*
De heer Greef is 67 jaar, gehuwd en heeft geen kinderen. Hij is sinds twee jaar met pensioen en heeft altijd als boekhouder gewerkt. Het echtpaar heeft als hobby reizen en ze trekken de laatste twee jaar de hele wereld over.

*Beeldvorming gezondheidssituatie*
Sinds enkele weken heeft de heer Greef last van ernstige hoestklachten en in het opgehoeste slijm ziet hij sinds enkele dagen bloed. Hij dacht in eerste instantie dat dit te maken had met de flinke verkoudheid die hij op zijn laatste reis had opgelopen, maar op aandringen van zijn vrouw is hij naar zijn huisarts gegaan. Deze heeft een X-thorax laten maken en de uitslag geeft aan dat er onregelmatig begrensde afwijkingen zichtbaar zijn. De huisarts heeft de heer Greef doorgestuurd naar de longarts en deze spreekt de volgende onderzoeken af die poliklinisch worden verricht:
– laboratoriumonderzoek: bloed en urine;
– bronchoscopie/bioptie;
– scan van skelet, hersenen en lever;
– longfunctieonderzoek.

Na twee weken komen de heer en mevrouw Greef bij de longarts voor de uitslag. De longarts vertelt het echtpaar dat er een tumor in de linkerlong is aangetroffen. Er zijn geen uitzaaiingen gevonden. Er is nog een onderzoek nodig om te bekijken of de tumor operatief te verwijderen is en daarvoor moet de heer Greef opgenomen worden. Het echtpaar verlaat tamelijk overstuur de spreekkamer van de longarts.

*Beeldvorming verpleegproces*
De heer Greef wordt tijdens de opname vergezeld door zijn vrouw. Beiden zijn erg nerveus. Het opnamegesprek verloopt stroef en de eerstverantwoordelijk verpleegkundige ervaart het echtpaar als zeer achterdochtig.
De heer de Greef wordt dezelfde dag nog voorbereid op de mediastinoscopie die aan het eind van de middag zal plaatsvinden. De ochtend na de mediastinoscopie is er een gesprek met de heer en mevrouw Greef, de longarts en de verantwoordelijk verpleegkundige. De longarts vertelt het echtpaar heel eerlijk hoe de situatie van meneer is. Er is een tumor aangetroffen in de linkerlong die is vergroeid aan het mediastinum. Daardoor is het operatief verwijderen van de tumor niet mogelijk. In dit gesprek wordt de mogelijkheid voor radiotherapie even aangestipt.
De verpleegkundige merkt tijdens het gesprek dat het allemaal te veel wordt voor deze mensen. Nadat de longarts is vertrokken, probeert de verpleegkundige af te tasten hoe de informatie bij het echtpaar is overgekomen. De heer Greef lijkt totaal verslagen en geeft aan dat zijn leven zo geen zin meer heeft. Hij is altijd kerngezond geweest en nu dit! Mevrouw zit er heel gelaten bij en zegt vrijwel geen woord. Na een tijdje beginnen de vragen te komen en gaat het echtpaar in op de informatie die ze gekregen hebben. Mevrouw heeft moeite met het tijdsbestek. Alles gaat in zo'n razend tempo. Drie weken geleden zaten ze nog in Spanje en nu dit? Ze spreekt haar boosheid uit over de gehele gang van zaken. Er is van alles misgegaan volgens haar en de diagnose trekt ze in twijfel.
De verpleegkundige merkt dat dit gesprek op deze wijze niet verder kan gaan. Ze vraagt de longarts er weer bij om nogmaals uitleg te geven. Voor het echtpaar heeft dit alles geen zin meer. Ze willen het ziekenhuis uit en willen het liefst in een ander ziekenhuis de onderzoeken nogmaals laten verrichten. De longarts regelt een 'second opinion'-onderzoek in een gespecialiseerd ziekenhuis.

### Studietaak
• Fris je kennis over symptomen, onderzoeken en behandelmogelijkheden voor zorgvragers met een longcarcinoom op met behulp van de literatuur in je opfrisschema en maak hiervan aantekeningen.
Verdiep je in de theorie van stervensbegeleiding en slechtnieuwsgesprekken en maak met behulp van bovenstaande gegevens aantekeningen over aspecten van de beroepshouding die jij in deze situatie van belang acht.

```
Aantekeningen
```

*Tweede onderzoek*

Bij de second opinion worden dezelfde uitkomsten geconstateerd. De heer en mevrouw Greef leggen zich bij het gegeven neer.

Na overleg met de longarts wordt gekozen voor een intensieve bestraling van de tumor. De bestralingen vinden poliklinisch plaats. De heer Greef gaat gedurende een periode van tien weken viermaal per week naar de afdeling radiotherapie voor zijn behandeling. Hij wordt hierover voorgelicht op de afdeling. Daarna kan hij naar huis.

**Studietaak**

- Fris je kennis over bestralingstherapie op. Geef weer wat de consequenties van de bestraling zijn voor de zorgvrager en zijn naaste. Welke voorzorgsmaatregelen moet de heer Greef treffen om problemen zoveel mogelijk te voorkomen.

```
Aantekeningen
```

**Toepassingstaak**

- Jij gaat de voorlichting over de bestralingstherapie aan de heer Greef en zijn vrouw verzorgen. Bereid je voor op het gesprek en noteer puntsgewijs waarover je informatie gaat geven en welke instructie je geeft ten aanzien van de persoonlijke verzorging, voeding en vocht, rust en begeleidingsmogelijkheden.

```
Aandachtspunten voorlichting
```

*Behandeling*

De eerste weken verlopen naar wens. De heer Greef kan de bestraling goed aan en voelt zich eigenlijk beter dan voorheen. Zijn klachten verminderen.

Na twee maanden wordt hij opgenomen op de neurologische afdeling in verband met uitvalsverschijnselen rechts. Hij is goed te pas en zegt zich redelijk goed te voelen. Hij loopt onvast en lijkt steeds te vallen, ook valt er regelmatig iets uit zijn rechterhand of kan hij iets niet vastpakken. De longarts stelt voor een scan te laten verrichten en de uitslag daarvan af te wachten. Binnen een dag is duidelijk dat er metastasen in de hersenen van de heer Greef zijn ontstaan. Nadat de heer Greef hiervan op de hoogte is gebracht geeft hij aan niet langer door te willen gaan met de bestraling. Hij heeft in de afgelopen maanden zijn zaken goed geregeld. Na twee dagen in het ziekenhuis gaat de heer Greef met zijn vrouw naar huis.

**Studietaak**

- Fris je kennis over het ontstaan en de gevolgen van metastasering op. Bestudeer in het bijzonder de gevolgen van metastasen in de hersenen en de consequenties die dat heeft voor de verpleging van de heer Greef en de omgang met zijn vrouw.

## Toepassingstaak

• Bereid je voor op een gesprek met mevrouw Greef waarin aan de orde komt wat zij in de thuissituatie kan verwachten als gevolg van de metastasen in de hersenen en hoe zij kan handelen en complicaties kan voorkomen. Geef tevens aan wat zij van de thuiszorg mag verwachten.

### *Vervolg*

Thuis gaat het enkele weken redelijk, al is de verzorging voor mevrouw Greef zwaar geworden. Ook blijkt dat het gedrag van haar man verandert. Hij raakt meer en meer ADL-afhankelijk en wil alleen maar door zijn vrouw geholpen worden. Hij wordt benauwd doordat er meer slijm geproduceerd wordt, dat hij niet meer kan ophoesten. Hij heeft veel pijn, eet en drinkt slecht en kan niet meer zonder hulp lopen. Zijn vrouw vindt dat erg beangstigend en voelt zich machteloos. Met deze klachten wordt hij opgenomen op de longafdeling waar hij al eerder heeft gelegen. Het beleid bestaat uit:

– pijnbestrijding in eerste instantie met Ms-contin en eventueel in een later stadium morfine;
– bestrijding van de benauwdheid met een slijmoplossend middel, fluimucil;
– fysiotherapie om te helpen met ophoesten.

De heer Greef is stervende. Er wordt het echtpaar duidelijk verteld dat er geen sprake van genezing kan zijn; het enige is dat geprobeerd kan worden de klachten van de heer Greef te verminderen met behulp van medicatie. Ook wordt duidelijk dat mevrouw Greef de zorg thuis niet alleen kan blijven geven. De heer Greef wil echter niet naar een verpleeghuis en geen thuiszorg. Hij vraagt de longarts hem te helpen op een waardige manier te sterven. Hij heeft een euthanasieverklaring getekend en alle zaken goed geregeld in de afgelopen maanden.
Mevrouw kan niet omgaan met de snelheid van het proces en krijgt geestelijk en lichamelijk veel moeite met de verzorging van haar echtgenoot. De heer Greef zegt alles geaccep-

teerd te hebben maar kan erg boos uitvallen naar zijn vrouw, die daar geen raad mee weet. Ook heeft zij als belijdend katholiek moeite met de euthanasieverklaring van haar man.
Na een week is de pijn dusdanig toegenomen dat Ms-contin onvoldoende werkzaam blijkt. De longarts besluit over te gaan op een morfine-infuus. Mevrouw Greef heeft hier veel moeite mee. Haar man slaapt veel en is steeds minder aanspreekbaar. Mevrouw blijft vanaf dit moment continu bij haar man. Na vier dagen overlijdt de heer Greef.

## Projecttaak

• Gebruik de aantekeningen die je tijdens de taken hebt gemaakt. Met de projecttaak wordt een totaaloverzicht van de verpleegkundige zorg en begeleiding gegeven die in deze casus aan de orde is geweest. De projecttaak bestaat uit het schrijven van een verpleegplan, een bijstelling van het verpleegplan, een begeleidingsplan voor de zorgvrager en zijn naasten, en een plan waarin activiteiten ter bevordering van de eigen deskundigheid en die van anderen is opgenomen.

### *1 Verpleegplan*

– Neem hierin potentiële verpleegproblemen mee op psychisch, somatisch en sociaal gebied.
– Neem hierin op een begeleidingsplan voor deze zorgvrager en zijn vrouw; denk daarbij aan informatie vanuit verschillende disciplines (wet WGBO) en de coördinerende taak die de verpleegkundige hierin heeft.
– Start de beschrijving van dit verpleegplan bij opname en stel het steeds bij tot aan ontslag.

### *2 Begeleidingsplan*

– Beschrijf vanaf het moment van opname een begeleidingsplan waarbij de begeleiding van de zorgvrager en zijn vrouw het uitgangspunt zijn.
– Geef aan welke knelpunten je bent tegengekomen in de uitvoering van je begeleidingsplan en wat je hebt gedaan om deze knelpunten aan de orde te stellen en te verbeteren.

## 3  Deskundigheidsbevordering

– Wat ga je doen en wat heb je gedaan om je eigen deskundigheid in dit ziektebeeld, de onderzoeken, de behandeling en begeleiding te bevorderen?

– Je begeleidt een tweedejaars deelnemer die een stage van 15 weken op de afdeling doorloopt. Zij wil vooral veel leren op het gebied van begeleiding van ernstig zieke en stervende zorgvragers. Beschrijf hoe je de begeleiding bent gestart en op welke manier de begeleiding heeft plaatsgevonden. Hoe ben je hiermee omgegaan, zowel ten opzichte van de deelnemer als van de zorgvrager? Geef een reflectie op je eigen houding als verantwoordelijk verpleegkundige van de zorgvrager en als begeleider van de deelnemer.

– In de verpleegkundige zorg voor ernstig zieke en stervende zorgvragers hebben veel ontwikkelingen plaatsgevonden die in deze casus niet aan de orde zijn geweest. Denk hierbij onder andere aan gespecialiseerde verpleegkundigen en aanvullende alternatieven op de reguliere behandeling. Beschrijf de deskundigen en eventuele instanties die in deze casus niet aan de orde zijn geweest. Op welk moment hadden zij ingeschakeld kunnen worden en wat hadden zij volgens jou kunnen bieden?

– Er zijn enkele jongerejaars deelnemers op de afdeling waar jij werkt. Zij kunnen hier veel leren op het gebied van begeleiding van ernstig zieke en stervende zorgvragers. Je hebt opgemerkt dat deze deelnemers vaak te weinig kennis hebben van het beleid dat gehanteerd wordt bij ernstig zieke en stervende zorgvragers.
De afdelingsleiding heeft jou gevraagd om een overzicht te maken van de uitgangspunten en de wettelijke kaders die (mede) het beleid bepalen van de instelling.

– Organiseer een themabijeenkomst over de verpleging van ernstig zieke en stervende zorgvragers op de afdeling en de specifieke eisen die dat stelt aan het verplegend team op deze afdeling.

## 4  Extra: stervenshulp

– Je bent in deze casus al bezig geweest met het bevorderen van deskundigheid en kwaliteitszorg. De situatie van de heer Greef heeft de discussie over waardig sterven en de rol die de instelling daarin kan spelen opnieuw aangezwengeld. Er is geen duidelijk protocol en ook de specialisten zijn niet eensgezind over wat wel en wat niet kan.

Kijk in de organisatie waar je de BPV voor je differentiatie doorloopt wat het beleid is ten aanzien van het omgaan met euthanasieverklaringen bij ernstig zieke en stervende zorgvragers.

Informeer bij de Nederlandse Vereniging voor Vrijwillige Euthanasie (NVVE) naar de mogelijkheden en de hulp die de vereniging geeft ten aanzien van euthanasie in de klinische zorg.

Informeer bij de juridische afdeling van de instelling wat de uitgangspunten zijn voor hulp aan ernstig zieke en stervende zorgvragers met een sterfwens. Onderzoek hoe het beleid vertaald wordt in een visie op verplegen, en hoe het past in het verpleegmodel van waaruit de werkplek zorg verleent.

Informeer bij enkele huisartsen, de vereniging terminale thuiszorg en de zogenaamde sterfhuizen naar hun beleid ten aanzien van ernstig zieke en stervende zorgvragers met een euthanasiewens.

Analyseer de verschillen, trek conclusies en doe aanbevelingen voor de werkplek.

– Schrijf ter afsluiting van deze projecttaak een artikel voor het personeelsblad en/of organiseer hierover een themabijeenkomst op de werkplek.

Verpleegplan

Deskundigheidsbevordering

Begeleidingsplan

Stervenshulp

# LITERATUUR

Dekkers, M.A.F. en J.J. Cluitmans. *Van leerplan naar blokboek*. (1999). ISBN 90-804883-2-1.

Dekkers, M.A.F. en L. Meijerink. *Hoezo* PGO? (1998). ISBN 90-804272-1-7.

*Gekwalificeerd voor de toekomst*. Kwalificatiestructuur en eindtermen voor verpleging en verzorging. Zoetermeer/Rijswijk, juni 1996.

Minden, Jack J.R. van. *Alles over solliciteren op internet*. ISBN 90-2045646-6.

Mulder, J. en J. Kuitenbrouwer. *Solliciteren en internet*. ISBN 90-74900-09-7.

Nieuwe beroepsprofiel

Spaan, E. *Succesvol solliciteren*. ISBN 90-6057-955-0.

# BIJLAGE

Dit is een overzicht van allerlei internetadressen. Naast de literatuurverwijzing in de blokboeken (om informatie te vinden) kun je ook gebruik maken van het *world wide web* (www), thuis of op school of waar dan ook.

De lijst is een zogenaamde gecategoriseerde lijst waar de internetadressen achter staan. Als je bijvoorbeeld iets zoekt bijvoorbeeld over jongeren kijk je in de categorie 'jongeren'. Het gevonden internetadres tik je vervolgens in op de adresbalk. Je sluit af met *enter*.

Als je deze lijst op je beeldscherm ziet, ga je met de muisaanwijzer naar het gevonden internetadres. Als je muisaanwijzer een handje wordt, klik je op de linker muisknop.

Een andere uitstekende gecategoriseerde lijst met internetadressen die voor studenten van de afdeling welzijn en gezondheidszorg prima te gebruiken is, is te vinden bij de organisatie NIZW: www.nizw.nl

Als je de homepage van de NIZW op je beeldscherm hebt, klik je vervolgens op links.

| Zoekprogramma | Internetadressen |
|---|---|
| ilse.nl | www.ilse.nl |
| vinden | www.vinden.nl |
| zoek | www.zoek.nl |
| lycos | www.lycos.nl |
| Buthler die voor je zoekt (engels) | www.ask.com |
| Dutch home page | www.dhp.nl |
| ML menu | www.nl-menu.nl |
| Planet.nl | www.planet.nl/zoeken |
| Excite – Nederlandse Editie | www.nl.excite.com |
| AltaVista Technology, Inc. | www.altavista.com |
| Yahoo! | www.yahoo.com |

| Kinderen | Internetadressen |
|---|---|
| Okidoki Goes 70's – For Kids | www.okidoki.com/choose.html |
| Omgaan met moeilijk gedrag bij kinderen | www.ggd-flevoland.nl |
| Kinderen pesten kinderen | www.sin.nl/pesten/2 2/index2.htm |
| (term1.htm) kinderopvang | www.malmberg.nl/reflector/extra/term1.htm |
| Ouders Online | www.ouders.nl/begin.htm |
| Riagg | www.riaggdrenthe.nl |

| Organisaties | Internetadressen |
| --- | --- |
| Geestelijke gezondheidszorg | www.xs4all.nl/~pandora |
| Medische informatie + patiëntenvereniging | www.kennismarketing.nl/bronmedi.htm |
| Federatie voor ouderverenigingen | |
| Korrelatie | www.fvo.nl |
| Nat.fonds geestelijke gezondh. | www.korrelatie.nl |
| (veel gezondheid-links) | www.nfgv.nl |
| Nederlands Instituut voor Zorg en Welzijn | www.nizw.nl |
| Postbus 51 | www.postbus51.nl |
| Centraal Bureau voor de Statistiek | www.cbs.nl/ |
| Stichting Aids Fonds | www.aidsfonds.nl |
| Sociaal Pedagogische Dienst | www.spd.nl |
| Stichting Philadelphia | www.philadelphia.nl |
| Bisschop Bekkers instituut | www.niwi.knaw.nl/guests/bbi |
| Stichting Down syndroom | www.downsyndroom.org |
| Nederlandse Vereniging voor Autisme | www.autisme-nva.nl |
| Vlaamse Vereniging Gilles de la Tourette | www.angelfire.com/ak/gillesdelatourette/index.html |
| Nederlandse Vereniging voor Gerontologie | www.nig.nl/index.html |
| BAS, Nederlandse Vereniging voor Hyperactiviteit | users.bart.nl/~verbas/ |
| Nederlands Paramedisch Instituut | www.paramedisch.org/npi/index.htm |
| Stichting Orthomoleculaire Educatie: huid- en wondverzorging | www.soe.nl/ord/reshuid.htm |
| Huidfederatie Ned.: informatie over aangesloten verenigingen bij de huidfederatie | www.huidfederatie.nl |
| Landelijke Vereniging Thuiszorg | www.lvt.nl |
| Nederlandse Beroepsvereniging van Aktiviteitenbegeleiders en Aktiviteitentherapeuten (NBAA) | www.ziekenhuis.nl/beroepsorganisaties/55.html |
| Gezondheidszorg Nederland | www.ggznederland.nl |

| Organisaties | Internetadressen |
| --- | --- |
| Jeugdwerk | www.jeugdwerknet.nl |
| Stichting Jeugdinformatie Nederland | www.sjn.nl |
| Agenda voor de jeugd van Amsterdam | zorgstad.amsterdam.nl/gemeente/mgz/agjeugd.htm |
| Welkom bij Jeugdzorg | www.jeugdzorg-info.nl |
| Borderline Personality Disorder Nederlands | digischool.bart.nl/wise/wisetxt5.htm |
| (hulpverlening voor en door jongeren) wiseguide | |
| Sociaal Cultureel Planbureau | www.scp.nl |
| Ilse: jeugdhulpverlening | www.ilse.com/?COMMAND=search for&LANGUAGE=NL&AND OR=OR&EXTRACT=short&SEARCH FOR=jeugdhulpverlening |
| Riagg | www.riaggdrenthe.nl |
| Sociaalcultureel werk | www.rocmb.nl |
| Allochtone jongeren in het onderwijs | www.rocmb.nl |

| Maatschappij | Internetadressen |
| --- | --- |
| Sociale verzekeringen | www.vsv.nl |
| overheid + politiek | www.overheid.net |
| Nederlandse geschiedenis | www.geschiedenis.com |
| Economische begrippen voor jou: uitleg van woorden o.a. OESO, Europese gemeenschap enz. | www.nrc.nl/W2/Evi |
| Ilse: leefsituatie | www.ilse.com/?COMMAND=search for&LANGUAGE=NL&A NDOR=OR&EXTRACT=short&SEARCH FOR=leefsituatie |
| Lessenserie maatschappijleer | www.rocmb.nl |

| Informatica/internet | Internetadressen |
| --- | --- |
| Freemail (gratis e-mailadres) | www.freemail.nl |
| Startpagina | www.startpagina.nl |
| Gratis e-mail aanvragen bij bijv.: | www.freemail.nl |
| | www.hotmail.com |
| euroteken downloaden | www.bitsoft.nl |
| BVEnet | www.bvenet.nl/menu/?/~rocdigry |

| Millennium | Internetadressen |
|---|---|
| millennium platform | www.mp2000.nl |
| overheidsloket | www.ol2000.nl |
| jaar 2000 probleem (Engels) | www.year2000.com |

| Leuke afbeeldingen | Internetadressen |
|---|---|
| GIF beeld 248×408 pixels | ftp://ftp.sunet.se/pub/pictures/fantasy/Pooh/four.gif |

| Medische onderwerpen/gezondheidszorg | Internetadressen |
|---|---|
| Trimbos geestelijke gezondheidszorg + verslaving | www.trimbos.nl |
| Digitaal ziekenhuis | www.ziekenhuis.nl |
| Medische vraagbaak, Mediatheek thuiszorg | www.bit-ic.nl/vraagbaak |
| | www.xs4all.nl/~mediatz/index.html |
| Voedingscentrum | www.voedingscentrum.org |
| Welzijn | www.davinci.nl/rechten/units/welzijn/welzijn.htm |
| Arbo-wet | www.xs4all.nl/~wilcodeb/arbowet.html |
| Gezondheidsnet | www.gezondheidsnet.nl |
| Zelf dokteren op internet (via zoek, veel informatie) | www.pi.net/specials/dokter |
| Spierziekten | www.vsn.nl |
| Reuma (kies documentatie) | www.vrl.rheumanet.org/vrlstart.htm |
| Huisarts op internet | home.worldonline.nl/~jvrooij |
| Verwijzingen naar gezondheidssites | www.nursing.nl/holland.htm |
| Gezondheid | www.inform.nl/gezondheid |
| Psoriasis | www.irk.nl/ikr/nbpv2.htm |
| Astma | www.spin.nl/astma0301.htm |
| Diabetes | www.spin.nl/dvnc0301.htm |
| Reuma | www.cyber.nl/reumafonds |
| Thuiszorg (NTN) | www.mediaport.org/~maasboek/html/b04025.htm |
| Parkinson | www.spin.nl/park0301.ht |
| Stoma | www.nooduitgang.com/harry bacon |
| Parentale thuisvoeding (VPPT) | www.spin.nl/vppt0301.htm |
| MS | www.ikr.nl/ikr/emmes.htm |
| Hodgkin | www.ikr.nl/ikr/hodgkin.htm |
| Spierziekten | www.vsn.nl |
| Werkverband organisaties van chronisch zieken (WOCZ) | www.spin.nl |
| Alzheimer Nederland | www.alzheimered.nl/ws?pg=welcome.html |
| Allergie-site: allergie informatie, nieuws, allergenen, hooikoorts enz. | www.allergie.s-.nl/index.asp |
| Gezondheidszorg-opleidingen-beroepen | www.gobnet.nl |

| Medische onderwerpen/gezondheidszorg | Internetadressen |
|---|---|
| Website voor zieke kinderen t/m 18 jaar | www.sterrekind.nl |
| ME-Net website voor ME-patiënten | www.dds.nl/~me-net |
| Welkom bij Jeugdzorg | www.jeugdzorg-info.nl |
| Yahoo! – Health: Diseases and Conditions: Reflex Sympathetic Dystrophy | www.yahoo.com/Health/Diseases and Conditions/Reflex Sympathetic Dystrophy |
| RSD Home Page | www.RSDSA-CA.org |
| Mediatheek Thuiszorg: werken in de thuiszorg | www.xs4all.nl/~mediatz/thuiszorgwerk.htm |
| Human Anatomy On-line – InnerBody.com | www.innerbody.com/indexbody.html |
| Info over medische wetenschappen | www.nlm.nih.gov/pubmed |
| Psychowijzer, info over psychiatrische stoornissen | www.spin.nl/gegiadre.htm |
| Medicijngids, vragen over medicijnen | www.nfgv.nl |
| | www.ziekenhuis.nl |
| | www.apotheek.net |

| Studiepagina's/bibliotheken | Internetadressen |
|---|---|
| Studenten net | www.studenten.net |
| Studenten baan | www.studentenbaan.net |
| Uittreksels | www.uittreksels.com |
| Studiefinanciering | www.ib-groep.nl |
| Toekomstnet | www.toekomstnet.nl |
| Ned. Internet-encyclopedie | www.encyclopedie.net |
| Hoofdpagina Digitale School | www.digischool.bart.nl |
| Werksite | www.werk.net |
| SMC Plaza Nationaal Onderwijsplan testframes1006981 | www.smc.nl |
| Wegwijzer naar bibliotheek- en documentatiediensten | www.konbib.nl/kb/sbo/bdi-nl.html |
| Internet College – Grootste verzameling boekverslagen, uittreksels en werkstukken van Nederland | www.internetcollege.nl/verslagen |
| Uittreksels en Zooi! | www.scholieren.com |
| Van struikelblok naar springplank | www.minocw.nl/nt2.htm |
| Bibliotheek Zaanstad, start | www.euronet.nl/~obznstad |

| Onderwijs | Internetadressen |
|---|---|
| SMC Plaza nationaal Onderwijsplan testframes1006981 | www.smc.nl |
| Links | www.ictonderwijs.nl/06/index.htm |
| Hoofdpagina Digitale School | www.digischool.bart.nl |
| OnderwijsWeb | www.xs4all.nl/~hoffman/onderwijsweb/index.html |
| SLO Homepage | www.slo.nl |
| Informatie Beheer Groep | www.ib-groep.nl |
| Het Schoolgebouw | www.digischool.bart.nl//gebouw.htm |

| Humor | Internetadressen |
|---|---|
| loesje | www.loesje.nl |

Printed in the United States
By Bookmasters